Végétarien,
végan ou flexitarien ?

Dr Édouard Pélissier

Végétarien, végan ou flexitarien ?

Ce qui est bon pour la santé

Odile Jacob

15, RUE SOUFFLOT, 75005 PARIS

www.odilejacob.fr

ISBN : 978-2-7381-4717-2

INTRODUCTION

Le dilemme

J'ai eu la chance de voir le jour dans la plus belle île de la Méditerranée et d'y vivre l'enfance et l'adolescence, jusqu'à l'âge de 17 ans, lorsque, baccalauréat en poche, il fallut s'expatrier pour aller à l'université.

Pendant ces dix-sept premières années heureuses de ma vie, j'ai donc bénéficié chaque jour des plaisirs et, sans le savoir, des bienfaits du régime méditerranéen. Le vrai, celui dont l'Américain Ancel Keys allait découvrir plus tard la valeur pour la santé dans l'étude dite « des sept pays », où il montrait que les Crétois vivaient plus vieux et en meilleure santé, avec moins d'infarctus et de cancers que les habitants des autres pays.

À cette époque les femmes des classes moyennes ne travaillaient pas, on déjeunait à la maison et ma mère préparait amoureusement les repas de midi et du soir. Les grandes surfaces n'existaient pas. Les produits provenaient du marché. L'agriculture était encore traditionnelle, les pesticides y tenaient peu ou pas de place. Il y avait tous les jours des légumes et des légumineuses – des haricots, des fèves, des pois – préparés par la maîtresse de maison, souvent du poisson, moins souvent de la viande ou de la volaille, parfois en saison du gibier, pratiquement toujours un morceau de fromage de chèvre ou de brebis – du bon fromage artisanal. Toujours des fruits au dessert, peu de sucreries ; on n'achetait de gâteaux que le dimanche après la messe. Le goûter, c'était un morceau de pain et une barre de chocolat, ou encore un fruit, pas de ces biscuits enrobés d'un mélange chocolaté et encore moins de pâte à tartiner. Mais mon préféré, c'était une tranche de pain arrosée d'un peu d'huile d'olive et frottée à l'ail.

Les cultivateurs vendaient leur production au marché sur la place de la mairie où un coin était réservé au poisson. Les pêcheurs, partis tôt dans la nuit sur leurs barques, ramenaient celui-ci au marché dans la matinée et vendaient la pêche du jour toute fraîche. Parfois c'était langoustes, crevettes, moules – que l'on mangeait crues – ou autres coquillages cueillis à pied dans les rochers du bord de mer. À cette époque, la mer était généreuse, les méthodes ancestrales de pêche qui avaient respecté le milieu marin pendant des siècles n'avaient pas dévasté l'écosystème, les déchets plastiques n'existaient pas encore et la mer n'était pas une poubelle. Je ne sais pas s'il y a encore aujourd'hui des pêcheurs qui vendent leur récolte au marché. Le dernier rejeton d'une des principales familles de pêcheurs de mon enfance est devenu un artiste peintre de renom ; quelqu'un d'autre a-t-il pris le relais ? Ce n'est pas sûr.

Il y avait aussi les délicieux petits fruits, les nèfles, les sorbes et les jujubes, que je mangeais jusqu'à l'indigestion, et les baies sauvages, les mûres et surtout les arbouses qui sont mûres en hiver, dont la cueillette dans le maquis combinait les bienfaits des antioxydants à ceux de l'exercice. Nous ne savions pas alors que les baies de toutes sortes sont riches en polyphénols antioxydants. Nous ignorions l'existence même du stress oxydatif, mais nous savions d'instinct qu'elles ne pouvaient être que bénéfiques.

Deux ans après ma naissance, la Seconde Guerre mondiale a éclaté. Mon père fut mobilisé, ma mère, ma grand-mère et moi partîmes nous mettre à l'abri dans un petit village de la montagne corse où la famille avait des racines. Ce n'était pas l'abondance. La base des repas était constituée de farine de châtaigne, qui avait nourri les Corses pendant des siècles, et de farine de maïs. Pas de pain, pratiquement pas de viande, pas de poisson. Quelques œufs, les protéines animales du pauvre, un peu de charcuterie – provenant de ces cochons demi-sauvages qui courent dans la forêt et qui ne font que très peu de gras –, du fromage de chèvre, des légumes de saison cultivés dans les petits jardins du village et des fruits, et de temps à autre du poulet, que mère et grand-mère obtenaient en échange de menus travaux de couture. J'en ai gardé une passion pour les haricots et les fèves. Pas de chaussures et peu de vêtements, mais le climat de l'île est assez doux, et il paraît que courir pieds nus est bon pour la voûte plantaire.

Ces habitudes alimentaires acquises dans l'enfance ont, par chance, conditionné mon goût pour les fruits et légumes. Elles m'ont conduit à leur accorder une large part dans ma façon de me nourrir, et je m'en trouve bien. En fait, le régime méditerranéen m'est consubstantiel. Ce n'est que bien des années plus tard que les recherches bibliographiques m'ont permis de vérifier de façon factuelle que ce modèle alimentaire est un des plus sains qui soient, peut-être le meilleur.

Par la suite, la chirurgie viscérale, à forte prédominance cancérologique, que j'ai pratiquée tout au long de ma carrière, m'a confirmé dans ce point de vue. Ayant observé que nombre de malades adressés pour un cancer avaient souvent d'autres maladies chroniques – obésité, maladies cardio-vasculaires et diabète notamment –, j'ai pu faire le lien entre ces situations et un état d'inflammation chronique sous-jacent, dont l'alimentation était un des principaux facteurs. J'y ai consacré un ouvrage[1].

Alors, tout naturellement, à l'heure où les médias, après avoir, à juste titre, réglé leur compte au gras, au sucre et à la sédentarité, surfent sur la vague du végétarisme, je me suis demandé s'il ne serait pas justifié de faire un pas de plus et de passer du méditerranéen au végétarien, voire au végétalien. La différence entre les deux étant faible, ce ne serait qu'un petit pas à franchir. Reste à savoir si le jeu en vaut la chandelle.

Ce livre est donc le résultat de mon expérience et de recherches bibliographiques destinées à répondre à cette question.

Mes connaissances de base sont fondées sur des notions médicales classiques : l'importance des protéines, des acides aminés essentiels, de l'indispensable vitamine B12, du fer, celle d'autres bons minéraux comme le zinc et le calcium, sans oublier les acides gras oméga-3, sont autant de raisons de manger de la viande et du poisson.

Mais on célèbre partout chaque jour, et de plus en plus, les bienfaits du régime végétarien et plus encore du modèle végétalien. Des personnalités médiatiques, des célébrités, des gens en vue proclament leur choix et les bienfaits qu'ils en tirent. La Californie est un des foyers les plus actifs, et nombre d'actrices et d'acteurs célèbres se sont convertis au véganisme.

Et puis il y a la menace immanente du réchauffement climatique, l'effet de serre, avec la responsabilité qui est celle de l'élevage, partie prenante au même titre que la voiture. Et ces images terribles, insupportables, de la cruauté avec laquelle dans certains endroits on traite les animaux d'élevage.

Tout cela fait que l'on ne peut pas rester indifférent à ce problème de société. Qu'il faut chercher à comprendre. Tenter de savoir qui détient la vérité, de ceux qui militent pour que l'on cesse de manger les animaux, que l'on cesse de les utiliser pour satisfaire nos besoins – on a déjà cessé d'utiliser leur fourrure, il faudrait que l'on cesse de manger leur viande et même tout simplement leur lait –, ou de ceux qui répondent que nous sommes omnivores, que notre organisme a besoin de viande, ne serait-ce qu'un peu et qu'après tout traire les vaches ne les fait pas souffrir.

PREMIÈRE PARTIE

Quelle alimentation choisir pour protéger notre santé ?

CHAPITRE 1

Petite histoire de notre alimentation

Nous sommes construits comme des omnivores

Il est vrai que nous sommes omnivores. C'est un fait. Au cours de l'évolution, l'homme s'est déterminé ainsi. Les paléontologues nous apprennent que pendant des millions d'années l'humain a mangé de la viande et du poisson[1]. On peut penser aussi qu'il dénichait des œufs, mais cela ne laisse pas de traces. Plus tard, lorsqu'il a commencé à apprivoiser les chèvres, les moutons et les vaches, il a ajouté le lait et les laitages à son menu.

S'il est établi que les préhumains, les australopithèques (Lucy), dont on a trouvé des squelettes de petite taille datés d'environ 3 millions d'années, qui passaient autant de leur temps debout à terre que dans les arbres, étaient équipés d'une mâchoire robuste avec de grosses molaires en meule adaptées aux nourritures végétales, se nourrissaient essentiellement de cueillette et probablement de quelques petits animaux, œufs, insectes, mollusques, petits reptiles et, de temps à autre, de petits mammifères, on sait de façon indubitable que les premiers humains mangeaient de la viande. *Homo habilis*, apparu il y a 2,5 millions d'années en Afrique, avait une dentition différente de celle de son prédécesseur, plus adaptée à un régime omnivore, avec des molaires plus petites et des incisives plus grandes. Il mangeait des plantes et aussi de la viande, au début probablement prélevée sur les carcasses d'animaux tués par les gros prédateurs, puis sur ceux qu'il a appris à chasser lui-même. Ses successeurs, *Homo ergaster* et *Homo erectus*, avaient une dentition comparable à la nôtre et chassaient, comme l'attestent les armes et les os d'animaux trouvés avec les squelettes, dans les sites qu'ils occupaient. Progressivement *Homo* a appris à chasser en groupe et il ne se contentait pas de petites proies, mais il chassait et mangeait de grosses bêtes, des bovidés, des chevaux et même des éléphants et des rhinocéros.

On peut même considérer que c'est l'acquisition de l'aptitude à la chasse qui a permis à *Homo sapiens* de coloniser le globe. Alors que les singes sont restés dépendants de la nourriture végétarienne que leur offre leur biotope, en devenant chasseurs, les hommes ont pu coloniser tous les types de territoires. En effet, si la végétation varie en fonction de la latitude, les animaux eux sont présents partout, ce qui a permis à l'homme de se nourrir et de se vêtir de leur peau lorsque le climat l'exigeait. Si les Esquimaux avaient été végétariens, ils n'auraient pas pu coloniser les grandes étendues glacées septentrionales. Cro-Magnon, présent en Europe occidentale il y a 35 000 ans, était lui aussi un chasseur-cueilleur, qui traquait le renne et le bœuf musqué pour se nourrir et pour se vêtir, car le climat s'était alors refroidi. On a trouvé sur les sites préhistoriques des harpons, des pointes de flèches, des pointes de sagaies et des racloirs, parmi les os du gibier portant les traces de ces outils utilisés pour détacher la chair. Il y a aussi des os brisés pour en sucer la moelle et des os qui portent des traces de feu pour la cuisson. Par conséquent, les partisans du végétalisme qui prétendent que nos lointains ancêtres se nourrissaient essentiellement de plantes se trompent. C'cst vrai pour les australopithèques, mais *Homo* a mangé de la viande et du poisson depuis plus de 2 millions d'années et c'est grâce à la chasse qu'il a pu essaimer partout sur le globe.

La viande n'était pas présente à chaque repas, cela dépendait de la fortune du jour et, pour le reste, on se nourrissait de fruits, de graines et de tubercules que l'on cueillait. Mais il y a toujours eu de la chair animale, sous quelque forme que ce soit. Alors l'organisme humain s'est développé, jusqu'à l'apparition d'*Homo sapiens*. Après, sur la base de cette nourriture variée, il s'est construit sur les protéines, les lipides et les glucides que lui apportaient ces nourritures végétales et animales. L'organisme a appris à synthétiser une foule de substances qui interviennent dans son métabolisme, mais il a fait preuve de paresse pour les vitamines et les minéraux qu'il trouvait en abondance dans le monde végétal, comme les vitamines C ou E. Il n'a pas appris à les fabriquer, il s'est habitué à les trouver dans les cueillettes. En revanche, il a appris à synthétiser dans sa peau la vitamine D grâce aux rayons ultraviolets du soleil, peut-être parce qu'elle n'est pas très abondante dans l'alimentation, n'étant présente que dans le foie et la graisse des poissons gras (souvenez-vous de l'huile de foie de morue qu'enfant vous avaliez en vous bouchant le nez !). Il n'a pas non plus appris à fabriquer la vitamine B12. Peut-être justement parce qu'elle se trouvait dans la viande, le poisson et les œufs qu'il consommait, alors pourquoi la fabriquer ? De même pour les acides gras oméga-3, aussi indispensables que les vitamines, qui étaient contenus eux aussi en abondance dans le gras et le foie des poissons et un peu moins dans certaines graines.

Ainsi, au fil des millénaires, notre organisme a déterminé son métabolisme sur la base des produits qu'il trouvait dans son environnement naturel et il est devenu tout naturellement omnivore.

Homo sapiens a cessé d'être un chasseur-cueilleur lorsqu'il a commencé à cultiver les céréales, au néolithique, il y a environ 10 000 ans, dans le Croissant fertile du Proche-Orient, mais il n'est pas devenu pour autant végétarien. Il a certes basé en grande partie sa nourriture sur les céréales et les farineux, mais il a continué à chasser et à manger de la viande et du poisson. Il a aussi appris à domestiquer les animaux et a bénéficié de tout ce que ceux-ci lui fournissaient : la viande, le lait, la laine et la peau, sans compter leur force motrice pour les gros travaux. Depuis, l'homme n'a cessé de manger de la viande, souvent beaucoup de viande – trop de viande –, dans les classes supérieures de la société, et, avec l'élevage, est apparue la consommation du lait et des laitages. De nos jours, la consommation annuelle de viande dans le monde est en augmentation constante, elle dépasse les 300 millions de tonnes, et on consomme environ 800 millions de tonnes de lait sous différentes formes chaque année.

Une longue histoire d'adaptation

Normalement les mammifères ne digèrent le lactose, le sucre du lait, que jusqu'à l'âge du sevrage, c'est-à-dire pendant les premiers mois de leur vie, grâce à une enzyme dénommée lactase. Après le sevrage, la lactase disparaît. Le lait n'est donc l'aliment que du nouveau-né ; la plupart des mammifères dans la nature cessent d'en consommer après leur sevrage. Ensuite, les vaches, les biches et les chèvres sevrées ne mangent que de l'herbe, les lions et les loups de la viande. Ce que l'on désigne sous le terme d'intolérance au lactose chez les humains n'est en fait que l'état normal pour les mammifères que nous sommes.

Cependant, avec l'apparition de l'élevage, l'homme s'est adapté et un grand nombre d'humains ont acquis la capacité de digérer le lactose, essentiellement dans les pays où l'élevage s'est développé. Ainsi, la quasi-totalité des Hollandais, 97 % des Danois, 76 % des Américains blancs digèrent le lactose alors que 95 % des Indiens de l'Oklahoma et 100 % des Asiatiques américains y sont intolérants[2]. Cette adaptation a dû prendre des milliers d'années, mais elle permet aujourd'hui à une grande partie des humains – notamment les Occidentaux – de consommer couramment le lait et les laitages, au point que ceux-ci occupent une place très importante dans notre alimentation et que nous avons du mal à nous en passer.

Nous ne sommes pas les seuls à nous être adaptés d'ailleurs. Nos chats domestiques, pourtant carnivores, à notre contact, se sont mis à adorer le lait et, apparemment, ils le digèrent. L'image du chat lapant le lait est familière. Mon chat ouvre des yeux comme des soucoupes dès qu'il me voit vider un pot de yaourt et il ne me quitte plus tant que je ne lui ai pas tendu le pot à peu près vide, dont il lèche avidement la paroi. Il ignore ce qu'est la lactase et s'il en a dans ses cellules intestinales, ce que j'ignore aussi, mais il adore le lait et le yaourt et il semble qu'il les digère, puisque cela ne le rend pas malade.

S'il s'est adapté au lait, notre organisme omnivore peut encore s'adapter. Pourquoi pas à l'abandon des aliments d'origine animale ? Après l'invention de la culture et de l'élevage, le végétarisme, pour protéger notre santé et notre planète, sera-t-il la nouvelle révolution alimentaire ? L'homme du siècle qui vient de commencer cessera-t-il totalement de consommer de la viande et des laitages pour ne se nourrir que de plantes ? C'est possible, mais ce n'est pas certain car les adaptations prennent plus de temps qu'un siècle.

Nous sommes bâtis comme des omnivores, nous avons certes des molaires qui agissent comme des meules pour écraser les aliments d'origine végétale, mais notre mâchoire est moins puissante que celle de Lucy, l'amplitude de ses mouvements latéraux – pour meuler les graines dures – est plus limitée, et nous avons aussi des canines et des incisives aux mâchoires supérieure et inférieure pour couper et déchiqueter la viande. Notre estomac sécrète de l'acide chlorhydrique et du pepsinogène qui au contact de l'acide forme la pepsine pour dégrader la viande, dont la digestion sera poursuivie dans l'intestin. Notre métabolisme requiert à la fois des nutriments d'origine végétale, comme les vitamines C et E ou le bêtacarotène, et d'autres qui ne sont présents que dans la chair animale, comme la vitamine B12 ou dans la graisse des poissons gras comme l'acide docosahexaénoïque, le DHA (oméga-3). Nous ne sommes pas adaptés à tirer la totalité de nos nutriments des plantes. Alors pouvons-nous vraiment devenir végétaliens ? Pourquoi pas, puisqu'en 10 000 ans nous avons été capables d'apprendre à digérer le lactose et puisque les céréales, les graines et les haricots de toutes sortes apportent autant de calories que la viande ? Oui, mais…

Nous n'avons pas seulement besoin de calories

Les aliments nous permettent de construire, de remodeler, de renouveler les tissus de notre corps, les cellules qui meurent et celles qui naissent en permanence, et ils nous fournissent l'énergie nécessaire à accomplir ce travail, ainsi qu'à l'activité de notre cerveau, de nos muscles et de nos viscères. Nous avons besoin de trois catégories de macronutriments : les protéines, les lipides et les glucides, et dans des proportions relativement équilibrées. Croire que l'on pourrait puiser notre stock de calories dans une seule de ces grandes familles aux dépens des autres serait une erreur, parce que nous n'avons pas besoin seulement de calories et parce que ces trois familles de nutriments ne remplissent pas les mêmes fonctions.

Les protéines sont en quelque sorte les briques que nous utilisons pour construire nos tissus et pour fabriquer nos hormones, la glaise dont nous sommes faits. Les glucides sont essentiellement un carburant qui nous fournit de l'énergie et les lipides peuvent participer aussi bien aux deux, ils entrent dans la constitution des tissus, en particulier du cerveau, ils peuvent être stockés dans les fesses et dans le ventre pour constituer une réserve d'énergie et ils peuvent ainsi être brûlés pour fournir de l'énergie en cas de besoin. Mais ces trois types de nutriments ne sont pas substituables. Quel que soit le modèle alimentaire, omnivore, végétarien ou végétalien, il faut veiller à un apport équilibré des trois familles.

À côté de ces trois groupes de macronutriments, il y a les micronutriments, dont nous n'avons besoin qu'en quantités infimes mais qui sont tout aussi indispensables. Ce sont les vitamines, les minéraux, les acides gras essentiels et les multiples polyphénols présents dans les plantes, qui nous protègent des effets de l'oxydation. Les régimes végétariens sont riches en ces divers éléments, notamment en vitamines et en antioxydants divers, mais ils ne les apportent pas tous. Il en manque quelques-uns, et non des moindres, comme la vitamine B12, et ils contiennent aussi moins de fer et d'oméga-3 – en tout cas de celui qui est le plus important pour le cerveau, le DHA.

Le dilemme

À la question : « Sommes-nous bâtis pour être végétariens ? », la réponse est clairement non. Notre organisme est celui d'omnivores, il est plus proche de celui du cochon que de celui de la biche, même si en général nous trouvons que la biche est plus belle que le cochon. Être omnivore ne signifie pas seulement que notre systèmc digestif *nous permet* de manger de tout, si c'était le cas on pourrait dire que ce n'est pas parce qu'on peut le faire qu'on doit le faire. Non, être omnivore signifie que notre métabolisme *a besoin* d'un régime varié, incluant des aliments d'origine végétale et animale. Il s'est déterminé sur cette base au cours de l'évolution. Supprimer la viande, les œufs et le poisson revient à le priver de certains nutriments essentiels dont il faudra compenser le manque.

À la question : « Pouvons-nous devenir végétariens ? », la réponse mérite réflexion. Et la réflexion est complexe, car elle doit prendre en compte trois dimensions : bien sûr la dimension physiologique (l'impact de l'alimentation sur la santé), mais aussi éthique (l'alimentation du plus grand nombre d'humains et le respect de la vie animale) et environnementale (notre empreinte écologique).

Même si nous, Occidentaux, n'avons pas inventé le végétarisme, qui est une façon traditionnelle de se nourrir d'un grand nombre d'hindous, pratiquée par 1 milliard de personnes dans le monde, certains d'entre nous sont animés aujourd'hui du zèle des néophytes, et les plaidoyers pour ce modèle alimentaire occupent dans les médias une place sans commune mesure avec le nombre de pratiquants, alors que 90 à 95 % des Occidentaux mangent de la viande et du poisson. La conjonction des problèmes de santé croissants dans une société qui a perdu une grande partie de ses repères traditionnels en matière de nutrition, du grand nombre de personnes qui souffrent de la faim et auxquelles il faudra apporter la sécurité alimentaire, de la prise de conscience grandissante de la sensibilité des animaux et des souffrances que nos façons de faire leur infligent, comme de l'impact environnemental lié à l'excès dont nous faisons preuve dans l'exploitation des ressources de notre Terre, alors que le changement climatique nous menace des pires catastrophes, tout cela fait que nous nous posons beaucoup de questions. Faut-il renoncer à la consommation de viande, voire aux laitages ? Cela ne risque-t-il pas de provoquer des carences ? Qu'est-ce qui prouve que les Indiens végétariens faméliques, qui marchent entre les vaches sacrées des rues de Calcutta, sont en meilleure santé que nous qui sommes trop gros ? Après tout, c'est encore dans les pays occidentaux et au Japon que l'espérance de vie est la plus longue. Pourrons-nous encore manger de la viande et du poisson dans quelques décennies tout en satisfaisant aux besoins de tous les humains ? Est-il encore possible de revenir à un modèle alimentaire occidental plus sain et moins nocif pour les animaux et pour l'environnement ?

Les travaux scientifiques sur le sujet abondent. Nous allons tenter d'en faire l'analyse pour comprendre en toute objectivité, ce qui est le plus souhaitable à la fois pour nous, et pour la planète. Pour nos amies les bêtes, la question ne se pose pas tant la réponse est évidente. Si on la leur posait et qu'elles pouvaient s'exprimer elles répondraient sans aucun doute qu'elles nous préfèrent en habits de végétaliens. Cependant, la réalité des choses nous oblige à la poser pour elles.

CHAPITRE 2

Qui des végétariens ou des omnivores est en meilleure santé ?

Les études sur le végétarisme ou les végétariens

De nombreuses études ont tenté de répondre à la question. La plupart émanent de deux groupes, la Cancer Research UK Epidemiology Unit, de l'Université d'Oxford, et l'école de médecine de l'Université de Loma Linda en Californie. Ces deux institutions ont produit beaucoup de travaux dans le cadre des EPIC-Oxford Studies pour la première et des Adventists Health Studies pour la seconde. Ces études portent sur des cohortes de volontaires qui acceptent de remplir des questionnaires, de procéder à des examens et d'être suivis pendant des années.

Les études EPIC-Oxford

EPIC (European Prospective Investigation Into Cancer) est un programme d'étude européen commencé en 1990, conduit dans dix pays d'Europe, ayant inclus environ 50 000 participants volontaires, hommes et femmes, ce qui fournit un énorme matériel d'étude, à partir duquel on peut faire toutes sortes d'investigations. Les études EPIC-Oxford sur les végétariens sont fondées sur les données des participants anglais à EPIC. En fait, la cohorte EPIC-Oxford regroupe aussi des personnes qui avaient été recrutées dans deux études antérieures : Health Food Shopers Study et Oxford Vegetarian Study. Au total les études EPIC-Oxford portent sur environ 65 000 dossiers.

La façon dont les participants ont été recrutés pour participer aux études n'est pas indifférente. Comme le nom des études l'indique, une grande partie d'entre eux ont été contactés parmi les clients de magasins spécialisés dans la vente d'aliments de régime, chez les membres d'associations de végétariens et chez les lecteurs de magazines santé. Les non-végétariens étaient en partie recrutés par les végétariens parmi leurs amis ou parents. On est donc globalement en présence d'une majorité de personnes soucieuses de leur santé, socialement bien insérées et d'un niveau d'éducation plutôt élevé. D'ailleurs nous verrons que, dans cette cohorte, même les non-végétariens ont de meilleurs résultats en termes de santé que la population anglaise générale. Ce qui prouve qu'une bonne hygiène de vie même chez les non-végétariens est bénéfique. Nous aurons l'occasion d'y revenir.

Les études Adventists Health Studies (AHS)

Les études sur les adventistes du septième jour sont encore plus importantes, la dernière (AHS-2) a inclus 96 000 participants des États-Unis et du Canada. Les adventistes appartiennent à une Église chrétienne née au XIXe siècle d'un mouvement protestant. Adventistes parce qu'ils attendaient qu'adviennent le retour du Christ sur terre et la fin du monde pour 1844. L'événement n'est pas advenu, mais l'Église n'en a pas moins perduré et prospéré. Mais c'est une autre histoire.

Ce qui nous importe sur le plan médical, c'est que les préceptes de la religion encouragent un mode de vie sain et que ces préceptes sont bien suivis par les fidèles. L'Église recommande la vie saine, l'équilibre, la tempérance. Le régime végétarien est recommandé, et même si tous les adventistes ne l'adoptent pas obligatoirement, ils sont raisonnables et globalement ils mènent une vie saine. Par conséquent, ici encore on a affaire à une population sélectionnée plutôt soucieuse de sa santé.

Les études des adventistes sont conduites par l'école de santé publique de l'Université de Loma Linda en Californie. Cette université a elle-même été créée par l'Église adventiste, et les chercheurs qui y travaillent produisent en permanence de nombreux travaux sur le végétarisme.

Sur les 96 000 participants américains et canadiens de l'étude AHS-2, on dénombre 7,7 % de végétaliens, 29,2 % de lacto-ovo-végétariens, 9,9 % de pesco-végétariens, 5,4 % de semi-végétariens contre 47,7 % seulement de non-végétariens[1]. Au total un peu plus de la moitié de végétariens, alors qu'en

Europe ils ne représentent que 5 % de la population, et 7,7 % de végétaliens chez les adventistes contre environ 2 % en Europe.

L'étude NutriNet-Santé

L'étude NutriNet-Santé est une étude française qui ne concerne pas de façon spécifique les végétariens, mais qui recueille des données de toute la population française. Elle a pour objectifs d'étudier la relation entre nutrition et santé et le rôle de différents déterminants, sociologiques, économiques, culturels et autres dans les choix alimentaires et le statut nutritionnel.

Elle présente l'originalité d'avoir recruté dans la population générale des volontaires par Internet. Elle représente donc un échantillonnage de population plus large que les études précédentes, bien qu'un peu sélectionné également par le mode de recrutement qui ne s'adresse qu'aux personnes familiarisées avec Internet. L'étude a inclus 93 823 participants, dont 90 664 omnivores, 2 370 végétariens et 789 végétaliens autodéclarés[2]. Il convient d'insister sur le terme « autodéclarés », parce que nous verrons plus loin que les résultats montrent qu'en réalité ceux qui se déclarent végétariens, et même végétaliens, mangent un peu de viande.

Qu'entend-on par végétarien ?

Le point commun à tous les végétariens, c'est de ne pas manger de viande. Mais n'allez pas croire que les choses soient simples lorsqu'on décide d'entrer dans les détails pour comparer les effets sur la santé du régime végétarien. Les nuances sont nombreuses. C'est simple pour les purs et durs, les végétaliens – en Anglais *vegans* –, qui excluent de leur alimentation tous les aliments d'origine animale, que ce soit par conviction religieuse, ou éthique, pour éviter la souffrance des animaux, ou simplement parce qu'ils pensent que c'est mieux pour la santé. En fait, ce régime expose à des carences s'il n'est pas appliqué avec des connaissances suffisantes pour trouver un équilibre nutritionnel, qui est plus difficile à obtenir qu'avec une alimentation omnivore variée.

Les choses sont moins simples pour distinguer ceux qui ont fait des choix moins radicaux. Les lacto-végétariens s'autorisent le lait et les laitages, les ovo-végétariens mangent des œufs et la plupart sont en fait lacto-ovo-végétariens, ce qui est évidemment un régime assez complet et peu exposé aux carences. Les pesco-végétariens ajoutent aux végétaux le poisson et les fruits de mer. En général, ils consomment aussi des œufs et des laitages. Ils n'excluent que la viande. C'est évidemment un excellent régime, puisqu'on sait depuis longtemps que l'excès de viande est mauvais pour la santé. En fait, sur le plan nutritionnel, il n'y a que peu de rapports entre un régime lacto-ovo-végétarien et un régime végétalien et encore moins entre celui-ci et les mangeurs de poisson.

Pour conduire des études il faut évidemment de la précision. Alors les chercheurs classent les participants en catégories en fonction des renseignements que ceux-ci fournissent en remplissant les questionnaires d'alimentation.

Dans les études EPIC-Oxford ils sont en général répartis en quatre catégories[3] :

– les « mangeurs de viande », qu'ils mangent ou pas également du poisson, des œufs et des laitages. Ce sont en somme les omnivores ;
– les « mangeurs de poisson », qui excluent la viande. Ce sont les pesco-végétariens ;
– les végétariens, qui ne mangent ni viande ni poisson, mais peuvent manger des œufs et des laitages, donc des lacto-ovo-végétariens ;
– les végétaliens ou *vegans* qui excluent tout aliment d'origine animale. Les purs et durs.

On voit que dans cette classification les végétariens peuvent manger des œufs et des laitages, et suivre en fait des régimes variés et très sains. C'est important, parce que dans les études EPIC les participants classés végétariens sont des personnes qui ont un régime varié et les bons résultats attribués au végétarisme sont en fait dus à des régimes bien différents du végétalisme.

Dans les études des adventistes[4] :
– les végétaliens sont les plus clairement définis : ils ne mangent ni viande, ni volaille, ni poisson, ni œufs, ni laitages ;
– les lacto-ovo-végétariens mangent des œufs, des laitages ou les deux, mais ils ne mangent pas de viande, ni de volaille, ni de poisson ;
– les pesco-végétariens mangent du poisson, des laitages et des œufs, mais pas de viande ni de volaille. Un régime assez large ;
– les semi-végétariens mangent de la viande, de la volaille et du poisson plus d'une fois par mois, mais moins d'une fois par semaine, ainsi que des œufs et laitages sans limites ;

– les non-végétariens mangent de la viande, de la volaille, du poisson, des laitages et des œufs plus d'une fois par semaine. Donc, entre omnivores et semi-végétariens la différence tient seulement à la consommation de viande plus ou moins d'une fois par semaine.

Ces définitions ont le mérite de permettre de savoir de quoi on parle et de constater que le terme végétarien recouvre des profils qui n'ont en commun que le fait d'exclure la viande, voire simplement d'en manger moins d'une fois par semaine, mais qui du point de vue nutritionnel constituent des entités bien différentes avec des implications en termes de santé assez diverses.

Les trois catégories de végétariens (lacto-ovo-, pesco- et semi-végétarien) ont des régimes alimentaires consistant essentiellement à exclure la viande, mais ils ont une alimentation assez large et variée, qui expose peu aux carences. Il est important de souligner que la plupart des études mettant en évidence les effets favorables du régime végétarien ne concernent en fait que l'exclusion quasi complète de la viande (moins d'une fois par mois), mais ils en mangent tout de même un peu.

Seuls les végétaliens diffèrent réellement des autres, en excluant tous les aliments d'origine animale, et cela peut avoir un impact aussi bien en termes d'effets bénéfiques que de risque de carences.

Enfin, même les végétaliens mangent un peu de viande, de poisson, des œufs et des laitages. Dans les études des adventistes, ils en mangent moins d'une fois par mois, mais tout de même un peu. Dans l'étude française NutriNet-Santé, ceux qui se sont déclarés comme végétariens consommaient

18,8 grammes de viande ou de produits carnés par jour et même les végétaliens en mangeaient 15,8 grammes. Ces chiffres sont des moyennes. On imagine bien que les végétaliens déclarés ne mangeaient pas 16 à 18 grammes de produits carnés par jour, mais cela signifie qu'ils s'autorisaient un steak ou un blanc de poulet de temps à autre. Dans une étude hollandaise, on a constaté que la moitié des participants qui se déclaraient végétariens, consommaient en fait un peu de viande d'après les questionnaires détaillés qu'ils avaient remplis[5].

En fait, il est probable que seuls ceux qui ont fait le choix d'exclure tout produit d'origine animale pour des raisons éthiques ou religieuses respectent strictement ce choix, alors que ceux qui l'ont fait dans un but de santé se permettent quelques écarts. Par conséquent, les effets bénéfiques des régimes végétariens devraient probablement être attribués en réalité à des régimes pauvres en viande.

Quid *des flexitariens ?*

Le mot flexitarisme (ou régime flexitarien) est un néologisme combinant « flexible » et « végétarien ». Cela consiste à consommer une base large de végétaux et aussi des produits d'origine animale, mais en moindre quantité ou moins souvent que les mangeurs de viande. C'est la même chose que semi-végétarien, mais ça sonne mieux. Être « semi », c'est être quelque chose à moitié. « Flexi », c'est plus classe.

Dans une revue portant sur plusieurs publications par Emma Derbyshire de la London South Bank University, les flexitariens sont définis comme ayant une base d'alimentation végétarienne, souvent de type lacto-ovo-végétarien et mangeant de la viande ou du poisson moins d'une fois par semaine mais plus d'une fois par mois[6]. En somme c'est un régime sain qui s'apparente au régime méditerranéen dont les bienfaits sont bien établis. En analysant les différentes séries publiées, l'auteur constate que ce régime apporte plusieurs avantages : moins de prise de poids, moins de cancers, moins de diabète et de syndrome métabolique et aussi moins de maladies intestinales inflammatoires chroniques, que le régime omnivore.

On peut remarquer que toutes les grandes religions recommandent des périodes de jeûne, soit total, soit avec abstinence de viande et même parfois d'œufs et de laitages, pendant certains jours de la semaine, ou pendant des périodes plus ou moins longues dans l'année. Ces jeûnes religieux réalisent en pratique des formes de régime semi-végétarien. Avoir en grande partie abandonné ces périodes de jeûne en Occident constitue probablement une des erreurs que nous payons par l'obésité, le diabète et les maladies cardio-vasculaires.

Les bienfaits des régimes accordant une large part aux aliments d'origine végétale avec des œufs et des laitages et peu de viande, dont le paradigme est le modèle méditerranéen, étant établis depuis longtemps, le vrai problème est de savoir s'il est préférable de franchir un pas de plus et de devenir végétalien.

CHAPITRE 3

Les bienfaits des régimes végétariens

Adopter un des régimes végétariens apporte indiscutablement des bénéfices en termes de santé, qui sont démontrés par un grand nombre d'études : moins de maladies cardiovasculaires, moins de diabète et, à un moindre degré, un peu moins de cancers. Mais ce choix comporte aussi des risques de carences et tout le problème est de savoir jusqu'où on peut aller dans l'exclusion des aliments d'origine animale. Qu'est-ce qui est mieux ? Végétarien, flexitarien, ou végétalien ?

Les végétariens sont moins gros

Suivre un régime végétarien aide à contrôler le poids. Selon un groupe de chercheurs de Harvard et de Taïwan ayant analysé les résultats de douze études comparatives, en moyenne la différence de poids des végétariens par rapport aux omnivores est de 2 kilos[1].

Un article publié par Claudio Japas, sur une cohorte d'hommes adventistes de 40 à 60 ans, rapporte que ceux qui avaient le plus tendance à prendre du poids au cours des années étaient ceux qui ne mangeaient pas végétarien et qui faisaient moins de 150 minutes d'exercice par semaine[2]. Autrement dit, les végétariens prenaient moins de poids avec l'âge. Cet effet est en réalité le résultat de l'association du régime à base végétale *et* de la pratique sportive, pas du seul régime sans viande. En fait, ces sujets étaient moins gros que les mangeurs de viande, parce qu'ils avaient une bonne hygiène de vie. Ils mangeaient moins et ils faisaient de l'exercice.

Que le régime végétarien aide à ne pas grossir se comprend aisément, parce que la viande rouge ne contient pas que des protéines, plutôt favorables à la perte de poids, mais aussi des graisses. Abandonner le steak-frites est une décision qui ne peut être que salutaire. En effet, en plus du gras qu'elle contient, la viande est couramment accompagnée de graisse pour la friture de frites, ou de pâtes, qui apportent leur lot de calories supplémentaires et de mauvaises graisses.

Cependant, il y a aussi des viandes qui ne sont pas grasses. Les abats (rognons, ris de veau, foie ou tripes), la volaille sans la peau, le gibier, la viande blanche et même certaines pièces du bœuf, comme le rumsteck, le faux-filet, le tende de tranche, la bavette, la viande des grisons, ou même du porc comme le filet mignon, ne contiennent que 2 à 5 grammes de graisse pour 100 grammes, pas plus que le tofu, selon les tables de composition des aliments du Ciqual – le site de l'Anses (Agence nationale de sécurité sanitaire de l'alimentation, de l'environnement et du travail)[3].

En fait, ce n'est pas la viande en soi qui fait grossir, si c'est une viande de qualité, pas trop grasse, car les régimes protéinés aident à perdre du poids. La réalité est que les amateurs de viande auxquels ont été comparés les végétariens dans les études sont souvent de gros mangeurs de viande américains. Les Américains mangent couramment 300 à 400 grammes de viande par jour, ce qui est considérable, et on sait que la viande américaine est bien tendre, juteuse et bien persillée, c'est-à-dire bien grasse. Et, souvent, ces mêmes personnes mangent beaucoup et mal. Ce ne sont pas que des gros mangeurs de viande. Ils mangent globalement trop gras et trop sucré, alors que les végétariens sont au contraire des gens soucieux de leur santé, qui font plus que simplement éviter la viande.

Michael Orlich et Gary Fraser de l'Université de Loma Linda ont montré que, sur les 96 000 participants à l'étude AHS-2, l'indice de masse corporelle est d'autant plus bas que l'on est plus végétarien : il est de 24 chez les végétaliens, 26 chez les lacto-ovo-végétariens et les pesco-végétariens, 27 pour les semi-végétariens et 28 pour les omnivores[4]. Si l'on considère que l'indice normal est entre 18 et 25, seuls les végétaliens ont un indice de masse corporelle normal. Cependant, il n'est pas certain que cela constitue un véritable avantage pour la santé.

En effet, une méta-analyse publiée en 2013[5] par Katherine Flegal et des chercheurs du Center for Disease Control and Prevention des États-Unis a montré que, si l'obésité est associée à une augmentation de la mortalité, les sujets en surpoids sans être obèses (IMC de 25 à 30), contrairement à une idée fort répandue, ont une mortalité inférieure à celle des sujets de poids normal (IMC < 25), voire trop maigres. Si la lutte contre l'obésité est pleinement justifiée, il n'est donc pas certain que la course à la minceur excessive le soit aussi et il n'est pas prouvé que les végétaliens tirent bénéfice de leur minceur, voire de leur maigreur.

Les végétariens ont moins de cholestérol

Pas ou peu de viande, c'est moins de gras, surtout les méchantes graisses saturées et *trans*, qui sont impliquées dans la dégradation des parois artérielles, donc moins de graisses dans le sang, du moins en supprimant la viande grasse. Effectivement plusieurs études ont confirmé que les végétariens et les végétaliens ont moins de cholestérol et de LDL (le mauvais cholestérol) et moins d'hypertension artérielle.

Kathryn Bradbury et un groupe de chercheurs de l'Université d'Oxford, dans le cadre de l'étude EPIC-Oxford, ont comparé les dosages sanguins de 424 mangeurs de viande, 425 mangeurs de poisson, 423 végétariens et 422 végétaliens. Ils ont constaté que les végétaliens et les végétariens ont moins de cholestérol total et moins de cholestérol LDL que ceux qui mangent de la viande[6].

Une étude des chercheurs de l'Université de Hangzhou en Chine, sous la direction de Fenglei Wang, publiée dans le journal de l'American Heart Association, a analysé les résultats de 11 études retenues pour leur qualité sur 2 944 publications[7]. Elle a abouti aux mêmes conclusions. Un niveau moins élevé de la pression artérielle a été mis en évidence chez les végétariens et les végétaliens, sur un groupe de 500 adventistes, par Betty Pettersen et ses collègues de l'Université de Loma Linda[8].

Ces études confirment de façon indiscutable que les végétariens ont moins de facteurs de risque cardio-vasculaires que les mangeurs de viande. Cependant, la plupart d'entre elles émanent des pays anglo-saxons dont on vient de rappeler que leur façon de se nourrir n'est pas des plus saines.

En fait, plus que la viande en soi, ce sont le type de viande – trop grasse – et la quantité excessive qui exercent des effets défavorables. En effet, une consommation modérée de viande n'exerce pas un impact réellement nocif. Ainsi, Laureen O'Connor et ses collègues, du département de nutrition de Purdue University aux États-Unis, ont procédé à une méta-analyse de 24 études, ayant comparé par tirage au sort chez des volontaires un régime sans viande rouge à un régime incluant au moins une demi-portion de 35 grammes de viande rouge, ou trois portions et demie par semaine[9]. Les participants du groupe avec viande avaient consommé en moyenne 150 grammes par semaine, donc une consommation très raisonnable par rapport à celle de l'Américain moyen. Dans ces conditions, alors que les expériences avaient duré plusieurs semaines, il n'y a pas eu de modification des dosages sanguins de cholestérol, de LDL et de triglycérides, ni de la pression artérielle par rapport à ceux qui ne mangeaient pas de viande du tout.

Cette étude indique que la consommation de viande en quantités raisonnables n'exerce pas d'effets cardio-vasculaires nocifs, au contraire de la consommation excessive. Par conséquent, il y a lieu de modérer les effets défavorables que l'on attribue à la consommation de viande rouge. C'est la consommation excessive qui est nocive, pas la consommation modérée et raisonnable. D'ailleurs nous avons vu que ceux qui se déclaraient végétariens dans les études qui ont mis en évidence les effets protecteurs des régimes à base végétale mangeaient en réalité un peu de viande.

Les végétariens ont moins d'infarctus

Avoir moins de facteurs de risque doit en toute logique se traduire par une diminution du risque de maladie et cela est effectivement confirmé par les études de cohortes. Parmi les participants de l'étude EPIC-Oxford, les végétariens avaient un risque d'infarctus réduit de 32 % par rapport aux non-végétariens[10]. En regroupant les résultats de 8 études sur les risques cardio-vasculaires, conduites chez les adventistes, Lap Tai Le et Joan Sabaté, de l'Université de Loma Linda, ont constaté que les végétariens ont moins de risques de mourir d'un infarctus que les non-végétariens[11]. Les bénéfices du régime végétarien sont plus marqués chez les hommes que chez les femmes, comme c'est souvent le cas lorsqu'il s'agit d'entreprendre des pratiques salutaires, car les hommes partent en général d'un niveau de risque plus élevé en raison de leur mode de vie globalement moins sain.

Cependant, si au sein des végétariens on compare les lacto-ovo-végétariens (ceux qui n'ont supprimé que la viande) et les végétaliens (ceux qui en plus de la viande excluent le poisson, les œufs et les laitages), on constate que, contrairement à ce que l'on pourrait penser en raison de la richesse en graisses des laitages, les végétaliens ne font pas mieux que ceux qui consomment des laitages.

Il est donc clair qu'être végétarien – c'est-à-dire ne pas manger de viande, ou peu – diminue le risque de mourir d'infarctus. En revanche, il n'est pas prouvé que faire plus, c'est-à-dire devenir végétalien, apporte un avantage supplémentaire. La nuance est de taille parce que nous verrons que le risque de carences est plus grand avec un régime végétalien.

Pour le diabète, les choses sont plus nuancées

On sait que le surpoids et l'obésité favorisent le diabète. Comme on pouvait donc s'y attendre, les régimes végétariens diminuent aussi le risque d'être concerné par le diabète.

L'étude de Lap Tai Le et Joan Sabaté sur les adventistes déjà citée montre que les végétariens ont moins de diabète que les omnivores, mais il n'y a pas de différence notable pour le diabète de type 2 – celui qui est lié à l'obésité et au sucre – entre les végétariens qui mangent des œufs et des laitages et les végétaliens purs et durs. Autrement dit, la suppression totale des aliments d'origine animale, ici encore comme pour l'infarctus, n'apporte pas d'avantage supplémentaire.

Une autre étude de l'Université de Loma Linda ayant porté sur un millier d'adventistes a montré que les adeptes des régimes sans viande ont moins de risques de développer un syndrome métabolique que les carnivores[12]. Le syndrome métabolique touche plus les non-végétariens (40 %) et les semi-végétariens (38 %) que les végétaliens (25 %). Cependant, les végétaliens ne sont pas totalement à l'abri, puisqu'un sur quatre est frappé. Un sur quatre, c'est beaucoup pour un régime qui est somme toute très restrictif. Cela indique que la suppression de la viande, des œufs et des laitages ne suffit pas à faire un régime sain. D'autres éléments interviennent, comme l'excès de calories et surtout de sucre. Il est établi par plusieurs études que la forte consommation de sucre constitue un facteur de risque de diabète[13] et il n'y a pas de raison de penser que les végétaliens soient à l'abri, car il n'est pas dit que ne mangeant pas de viande, ils ne mangent pas de sucre sous différentes formes et peut-être en excès.

Le syndrome métabolique

Il associe au moins trois des éléments suivants :
- obésité abdominale : augmentation du tour de taille ;
- hypertension artérielle ;
- triglycérides supérieurs à 1,5 g/l ;
- glycémie supérieure à 1 g/l ;
- diminution du bon cholestérol HDL.

D'autres études apportent un éclairage complémentaire. Un groupe de chercheurs de l'école de santé publique de Harvard a conduit une étude originale sur l'influence de différents modèles alimentaires sans viande[14]. Et celle-ci est particulièrement intéressante. Elle a analysé les données des questionnaires d'alimentation des participantes aux deux études sur les infirmières américaines (Nurses'Health Study 1 et 2), totalisant environ 170 000 dossiers ajoutés aux 40 000 professionnels de santé de la Health Professional Follow-Up Study.

Les chercheurs ont établi deux indices. Un premier indice attribuant des points positifs aux aliments d'origine végétale et des points négatifs aux aliments d'origine animale, ce qui permet de distinguer ceux dont le régime est plus végétarien de ceux qui sont plus omnivores. Un autre indice a permis de distinguer les aliments d'origine végétale considérés comme sains (céréales complètes, légumineuses, fruits, légumes, noix, huiles végétales, thé et café) de ceux qui sont plutôt défavorables (céréales raffinées, pommes de terre, jus de fruits, boissons sucrées, sucreries, desserts), car tous les aliments à base de plantes ne sont pas automatiquement bons pour la santé.

L'étude a montré que le risque de diabète est moins élevé chez les sujets qui consomment plus d'aliments d'origine végétale, ce qui confirme les études précédentes mais aussi, comme on pouvait s'y attendre, que l'effet protecteur est plus marqué pour les consommateurs d'aliments du groupe « sain » que pour ceux du groupe « non sain ». Autrement dit, supprimer la viande, c'est bien, mais cela ne suffit pas si on la remplace par des pâtes, des pizzas, des biscuits et des sucreries. Il y a végétarien et végétarien. On peut être végétarien et mal manger. Un régime végétarien sain doit être varié et réellement contenir de bons produits végétaux. Cette étude est importante parce qu'elle montre que, pour être vraiment bénéfique, le régime végétarien doit être bien conçu, ce qui implique d'acquérir des connaissances pour faire de bons choix et pas simplement de renoncer à la viande.

En Inde, la tradition végétarienne remonte à des temps immémoriaux et les adeptes y sont quelques centaines de millions. Pourtant, avec l'augmentation du niveau de vie et la tendance à l'occidentalisation des milieux les plus favorisés, l'incidence du diabète est en forte augmentation et on commence à observer des cas d'obésité. Sutapa Agrawal et ses collègues de la Fondation pour la santé publique d'Inde ont recherché obésité et diabète sur une cohorte de plus de 156 000 adultes participant à la troisième analyse nationale sur la santé des familles. Ils ont constaté que les personnes qui ont le moins de diabète sont les lacto-ovo-végétariens (ceux qui n'ont supprimé que la viande) et les semi-végétariens (ceux qui en mangent peu)[15]. L'indice de masse corporelle n'est pas significativement différent entre les différents groupes, ceux qui mangent de la viande et du poisson ne sont pas vraiment plus gros que les végétariens. Peut-être parce qu'ils ne mangent pas autant que les Américains. Il ne faut pas oublier que d'autres aliments sont des facteurs importants de prise de poids, notamment les aliments glucidiques dont on a tendance à sous-estimer la nocivité.

Ce qu'il faut retenir

• L'adoption d'un régime sans viande contribue à réduire le risque de diabète.
• Cependant, il ne suffit pas de renoncer à la viande, il faut aussi adopter un régime sain. Un régime végétarien salutaire ne consiste pas simplement à supprimer la viande, il doit reposer vraiment sur une variété d'aliments d'origine végétale sains.
• Autrement dit, pour tirer avantage d'un régime végétarien, il ne faut pas improviser.
• Il n'est pas prouvé que le régime végétalien soit meilleur pour la santé que le régime simplement végétarien, voire semi-végétarien.

Le végétalisme ne protège pas vraiment du cancer

Les effets protecteurs des régimes végétariens contre le cancer sont moins évidents que pour le cœur, les vaisseaux et le diabète. Sur la cohorte de l'étude EPIC-Oxford qui comprenait 32 491 mangeurs de viande, 8 612 mangeurs de poisson et 20 544 végétariens, dont 2 246 végétaliens, on constate que globalement l'incidence du cancer de tous types est de 10 % pour les consommateurs de viande et 6 % pour les végétariens et les mangeurs de poisson[16]. La différence entre les deux n'est que de 4 points, ce qui n'est pas très important. Il en est de même dans l'étude sur les adventistes de Lap Tai Le et Joan Sabaté[17] : la différence de mortalité par cancer entre les végétariens et les omnivores n'est que de 8 %. Ce n'est pas négligeable, mais ce n'est pas non plus considérable, d'autant que d'autres études, comme nous le verrons, ne mettent en évidence aucun effet protecteur.

Pour le cancer du sein, Toral Gathani et une équipe de l'Université d'Oxford ont conduit une étude ayant comparé plus de 2 000 femmes indiennes atteintes de cancer du sein à un nombre équivalent de femmes sans cancer, servant de témoins pour la comparaison (étude cas-témoins). Elle n'a pas fait apparaître d'effet protecteur du régime végétarien[18]. L'étude de la grande cohorte des adventistes montre de la même façon que les régimes végétariens sont sans influence sur le risque d'avoir un cancer du sein. Le risque est le même chez les femmes qui sont végétariennes que chez les autres, ni plus ni moins[19]. Par conséquent, au vu des données dont on dispose, on peut dire que le régime végétarien ne protège pas les femmes du cancer du sein.

C'est pour le cancer du gros intestin que l'on pourrait attendre un effet protecteur net des régimes végétariens, parce qu'on sait que l'excès de viande favorise le cancer du côlon, alors que les fibres ont un pouvoir protecteur. Pourtant les bénéfices attendus ne sont pas au rendez-vous.

Les chercheurs de l'Université de Catane, en Italie, ont pratiqué une méta-analyse de 9 études, ayant inclus au total 686 000 participants. Les résultats n'ont pas mis en évidence de relation entre régime végétarien, cancer du sein, cancer de la prostate ni même cancer du côlon[20]. Autrement dit, il n'y a ni moins ni plus de cancers chez les végétariens que chez les non-végétariens. La seule différence qui apparaît dans cette étude est une diminution des cancers du côlon avec les régimes pesco-végétarien et semi-végétarien.

Cet effet protecteur du régime semi-végétarien ou flexitarien par rapport aux omnivores mérite d'être souligné. En effet, ce qui différencie ces deux catégories, c'est que les semi-végétariens mangent moins de viande que les omnivores et plus de fruits et légumes. C'est simplement un régime plus raisonnable que celui des gros consommateurs de viande.

Les choses sont un peu comparables dans l'étude EPIC-Oxford, qui a montré que les végétariens n'ont pas moins de cancers du côlon que les non-végétariens. Il est possible que cela soit en partie dû au mode de recrutement des participants à cette étude. En effet, comme nous l'avons déjà vu, ils étaient recrutés parmi des personnes impliquées dans une démarche de santé, et il est probable que même les mangeurs de viande aient en réalité été raisonnables. Bien qu'ils mangent de la viande, ils n'en mangeaient pas trop et ils consommaient aussi beaucoup de fruits et de légumes, étant bien informés. Ces résultats suggèrent que l'exclusion totale de la viande ne protège pas plus qu'une consommation modérée associée à des fruits et légumes.

Un autre résultat de la méta-analyse de l'Université de Catane qui mérite d'être souligné est l'effet protecteur de la consommation de poisson contre le cancer du côlon, car il apparaît aussi dans d'autres études. Ainsi, dans la cohorte EPIC-Oxford déjà citée, ce sont les mangeurs de poisson qui ont le moins de cancers du gros intestin, alors que les végétariens n'en ont pas moins que les mangeurs de viande. De la même façon, chez les adventistes, sur la cohorte de 96 000 participants, le risque de cancer colique était réduit d'environ 20 % chez les végétariens et les végétaliens par rapport aux mangeurs de viande mais, dans cette étude comme dans la précédente, ce sont les mangeurs de poisson qui étaient les moins exposés, avec un risque réduit de 43 %, ce qui est considérable[21]. Pourquoi le poisson aurait-il un effet protecteur contre le cancer du côlon ? Peut-être grâce à l'effet anti-inflammatoire des oméga-3 ? Peut-être en raison de sa richesse en sélénium ? Ce ne sont que des suppositions. En tout cas, cet effet apparaît dans trois études et mérite d'être pris en considération lorsqu'on va décider, après avoir renoncé à manger de la viande, si on va aussi abandonner le poisson ou non.

Ces résultats donnent à penser que les régimes végétariens et même végétaliens exercent un effet protecteur moins puissant contre le cancer que vis-à-vis des maladies cardio-vasculaires et du diabète. Ils n'apportent pas de protection contre les cancers du sein et de la prostate et la protection contre le cancer de l'intestin est plus modeste que l'on aurait pu l'espérer en comptant sur l'effet des fibres. Dans la cohorte des adventistes, on a même observé une augmentation du risque de cancer des voies urinaires chez les végétariens – les pesticides seraient-ils en cause ? Ce qui est remarquable, en revanche, c'est que la consommation de poisson plutôt que de viande offre plus d'efficacité pour se prémunir du cancer colorectal que les régimes strictement végétariens. Comme si le poisson par lui-même apportait un avantage supplémentaire au régime végétarien.

En somme, on peut dire que, contrairement à ce que l'on répète souvent, les régimes végétariens ne diminuent pas le risque d'avoir un cancer, sauf dans une certaine mesure le cancer du côlon, et aussi que, pour ce cancer particulier, le régime flexitarien est au moins aussi protecteur que le régime végétarien, et que la consommation de poisson semble même apporter une protection supplémentaire.

Les végétariens vivent-ils plus longtemps que les autres ?

Comment savoir d'après les études de cohortes si les participants de tel ou tel groupe vivent plus ou moins longtemps que ceux d'un autre groupe ? On ne pourrait répondre à cette question qu'en suivant tous les participants jusqu'à leur mort, ce qui est évidemment impossible. Alors on compte le nombre de décès survenus dans les différents groupes pendant la durée de l'étude et on compare les taux de mortalité.

Les résultats de l'étude Adventist Health Study 2, publiés par Orlich et Fraser, sur la cohorte de 96 000 adventistes suivis en moyenne pendant presque six ans, ont mis en évidence un taux de mortalité moindre chez les végétariens par rapport aux non-végétariens selon les auteurs[22]. Pourtant, si au lieu de calculs statistiques complexes on se contente de calculer le pourcentage de décès dans chaque groupe, en divisant, comme à l'école primaire, le nombre de décès par le nombre de participants, on trouve des taux de mortalité qui sont en réalité peu différents : 3,6 % pour les végans, 3,7 % pour les lacto-ovo-végétariens, 3,5 % pour les pesco-végétariens, 4 %

pour les semi-végétariens et même un peu moins pour les omnivores (3,2 %). En fait, au vu de ces chiffres élémentaires, le bon sens indique qu'il n'y a probablement pas de différence entre les différents régimes. Que la mortalité des végétariens n'est pas inférieure à celle des omnivores.

Dans la cohorte EPIC-Oxford, sur environ 65 000 participants, les résultats sont comparables[23]. L'étude ne fait pas apparaître de différence entre les végétariens et les autres. Globalement ils ne vivent pas plus longtemps. Seule la mortalité d'origine cardiaque – par infarctus – est inférieure chez les végétariens. Mais la mortalité globale est la même, parce que d'autres causes de décès compensent négativement cet effet bénéfique. Ainsi, par exemple, il y avait plus de décès par AVC chez les végétariens. Ici encore soyons prudents dans l'interprétation, cela ne signifie pas que le régime végétarien expose plus à l'AVC, car la différence était faible et elle peut être liée à d'autres facteurs comme le tabac. Mais ce qui est clair, c'est que les végétariens de cette cohorte ne vivent pas plus longtemps que les omnivores.

On peut remarquer que, dans cette étude, la mortalité des végétariens comme celle des non-végétariens est inférieure à celle de la population anglaise générale. Tous les participants à cette étude, qu'ils soient végétariens ou pas, ont un taux de mortalité inférieur à celui des Anglais moyens. Cela peut s'expliquer par le fait que cette cohorte, comme nous l'avons déjà vu, était constituée globalement, pour les végétariens comme pour les mangeurs de viande et de poisson, de personnes concernées par leur santé, qui avaient un mode de vie plus sain et qui faisaient probablement moins d'erreurs de régime que l'Anglais moyen. Tous, même les omnivores, consommaient plus de fruits et légumes, et tous également consommaient moins de graisses que la population globale. Cette constatation est importante parce qu'elle donne à penser, encore une fois, que consommer un peu de viande tout en mangeant des fruits et des légumes peut donner d'aussi bons résultats qu'un régime excluant totalement la viande.

Finalement, quels sont les bénéfices réels des régimes végétariens ?

Plusieurs études ont montré que les différents régimes végétariens contribuent à réduire le risque de maladies cardio-vasculaires et dans une moindre mesure de diabète. C'est moins vrai pour le cancer, puisque l'effet protecteur n'est établi que pour le cancer du côlon, et encore est-il plus net chez ceux qui mangent du poisson. En revanche, il n'est pas démontré que les végétariens vivent plus longtemps que les autres. Enfin, la grande analyse de Laureen O'Connor, déjà citée, a montré qu'une consommation modérée de viande ne fait pas augmenter la concentration sanguine de cholestérol et autres facteurs lipidiques dangereux pour le cœur. C'est la consommation excessive de viande qui est délétère.

D'autre part, il n'est pas établi qu'un vrai régime végétalien, excluant tout produit d'origine animale, apporte un avantage supplémentaire par rapport aux végétariens qui s'autorisent le poisson ou les laitages. En effet l'étude de Le et Sabaté sur les adventistes[24] montre que les végétaliens n'ont pas moins de diabète de type 2 ni de décès d'origine cardio-vasculaire – principaux avantages du régime végétarien – que ceux qui mangent aussi des œufs et des laitages. Quant aux mangeurs de poisson, dans une autre étude sur les adventistes, ce sont eux qui avaient la mortalité la plus faible[25]. Ils faisaient mieux que les végans et ce sont eux aussi qui avaient le moins de cancers du côlon. Alors la question se pose de savoir si, du strict point de vue de la santé, indépendamment des aspects éthiques et environnementaux, le passage du statut de flexitarien ou de végétarien au végétalisme vaut d'être franchi. Ce d'autant que ce modèle alimentaire très restrictif expose aussi à des risques de carences, comme nous allons le voir.

Qui plus est, il n'est pas sans importance de souligner que la seule suppression des produits carnés ne constitue pas en soi un régime alimentaire sain. On peut être végétarien et manger mal. L'étude de l'Université de Harvard déjà citée a mis l'accent sur le fait que manger sans viande mais avec des aliments peu sains (céréales raffinées, pommes de terre, jus de fruits, boissons sucrées, sucreries, desserts) ne procure pas les mêmes effets protecteurs qu'une alimentation saine à base de céréales complètes, légumineuses, fruits, légumes, noix, huiles végétales, thé et café.

Dans le même ordre d'idées, une étude de l'Université Dongguk, en Corée, a montré que les moines bouddhistes étaient autant exposés au risque de ce que l'on appelle le foie métabolique, que la population générale, voire plus, puisque le risque était de 30 % pour les moines et 25 % pour les autres. Ces pourcentages – un moine végétarien sur trois – sont importants. Or le foie métabolique n'est pas une maladie banale. C'est une surcharge du foie en graisse en rapport avec une consommation excessive de gras et surtout de sucre. Ce n'est pas une maladie bénigne car elle peut se compliquer d'hépatite, puis évoluer vers la cirrhose et même vers un cancer du foie. Ces moines végétariens ont pour diverses raisons probablement abandonné le mode d'alimentation traditionnel véritablement végétarien, pour se nourrir, toujours sans viande, mais plus facilement d'aliments industriels[26]. Comme l'étude de l'Université de Harvard, celle-ci montre qu'il ne suffit pas de supprimer la viande de son régime pour avoir une alimentation saine. C'est plus compliqué. Il ne suffit pas de prendre au supermarché des aliments sans viande. Il faut veiller à donner une large part aux produits proprement végétaux – haricots, graines, noix et leurs dérivés, algues, légumes et fruits. Récemment, dans un restaurant végétarien, on m'a servi un plat principal qui était en fait un plat de pâtes et je doute fort que ce repas ait eu un quelconque effet salutaire. Bien sûr les pâtes sont à base de céréales et entrent dans la composition de l'alimentation végétarienne, mais un bon régime végétarien, c'est plus que cela.

Cette notion est également soulignée par Claus Leitzmann du département de nutrition de l'Université de Giessen, un chercheur convaincu des valeurs du végétarisme. Il attire l'attention sur le fait que les personnes qui décident d'adopter le véganisme pour des raisons éthiques, philosophiques ou religieuses risquent plus que celles qui le font pour améliorer leur santé, de simplement renoncer à la viande et autres aliments d'origine animale, sans pour autant structurer leur régime de façon organisée. Lorsqu'elles font ce choix par conviction, elles n'ont pas nécessairement fait la démarche d'acquérir les connaissances indispensables pour éviter les carences alors que les personnes qui font le choix de devenir végétariennes pour leur santé prendraient davantage le soin de s'informer[27].

CHAPITRE 4

Les régimes végétariens et les risques de carences

Le régime végétarien et plus encore le régime végétalien sont des modèles nutritionnels d'exclusion. Il est bien évident qu'exclure plus ou moins totalement une partie importante de ce qui constitue le régime omnivore varié, auquel notre organisme est adapté depuis des millénaires, expose à manquer de certains nutriments qui sont présents en quantités moins abondantes dans les aliments d'origine végétale que dans les produits d'origine animale.

D'une manière générale, les régimes végétariens sont plus riches en glucides, en fibres, en acides gras oméga-6, en acide folique, en caroténoïdes, en vitamines C et E et magnésium et ils contiennent moins d'acides gras saturés, ce qui est plutôt favorable, mais ils sont aussi plus pauvres en protéines, en acides gras oméga-3, en vitamines A et B12, en fer, en zinc et en calcium, ce qui l'est moins. Le régime optimal pour la santé devrait comporter un apport de ces deux catégories de nutriments en proportions équilibrées et raisonnables. Or ce n'est pas le cas des régimes d'exclusion quels qu'ils soient.

Les végétariens risquent de manquer de protéines

Pourquoi avons-nous besoin de protéines ?

Les protéines constituent le composant essentiel de nos tissus, la glaise dont nous sommes faits. Tous nos tissus sont constitués en majorité de protéines, la peau, les muscles, les organes des sens, les viscères et même les os dans lesquels le calcium n'est que le ciment fixé sur une trame protéique pour la durcir. Les protéines participent aussi à la constitution des hormones, des enzymes et de l'hémoglobine du sang. Par conséquent, un apport adéquat de protéines est absolument indispensable pour la croissance et la réparation des cellules qui sont en permanent renouvellement, pour le fonctionnement normal des muscles, pour la transmission de l'influx nerveux et les fonctions cérébrales, pour le fonctionnement optimal des innombrables réactions biochimiques assurées par les enzymes et les hormones et pour nos défenses immunitaires, entourés que nous sommes de milliards de microbes dont certains nous assaillent en permanence.

Les protéines sont de grandes molécules formées par un assemblage d'acides aminés. Certains acides aminés nous sont indispensables, au même titre que les vitamines ou certains acides gras, car nous ne savons pas en faire la synthèse. Ce sont les acides aminés dits essentiels. Ils sont au nombre de neuf (phénylalanine, valine, lysine, leucine, isoleucine, méthionine, thréonine, histidine et tryptophane). On ne peut pas faire sans, il faut que notre alimentation les fournisse. Or, contrairement aux aliments d'origine animale qui les contiennent tous, dans la plupart des produits végétaux il en manque. Un acide aminé qui manque ou qui est en trop faible quantité dans tel ou tel aliment est qualifié de « limitant ».

La plupart des sources de protéines végétales ont un ou plusieurs acides aminés limitants. Ainsi, les céréales sont pauvres en lysine, les légumineuses en méthionine et, dans l'ensemble, les aliments d'origine végétale contiennent moins de méthionine, de leucine, de lysine et de tryptophane – tous des acides aminés qui occupent une place essentielle dans notre métabolisme. Il se trouve qu'en outre les protéines végétales sont moins bien absorbées que les protéines animales. Il résulte de ces deux caractéristiques que, pour avoir un apport adéquat, les végétariens doivent varier les aliments avec plus de précision que les omnivores et en consommer de plus grandes quantités.

Pour remédier à ces problèmes, on recommande généralement de mélanger une céréale avec un légume sec. Cette règle est d'ailleurs appliquée par les usages culinaires, ainsi il est traditionnel d'associer le riz avec les petits pois ou les haricots, la semoule de blé aux pois chiches comme dans le couscous, le maïs aux haricots rouges comme en Amérique latine. En fait, il semble qu'il ne soit pas nécessaire de mélanger ces aliments, parce que même si les différents acides aminés ne sont pas apportés en même temps, ils restent disponibles dans le corps sous forme d'un « pool » d'acides aminés qui sont disponibles en fonction des besoins[1]. Il est seulement nécessaire – mais c'est indispensable – de varier les apports en consommant d'une manière ou d'une autre, céréales, haricots, pois, noix et graines.

Quelques végétaux contiennent même la quasi-totalité des acides aminés essentiels, notamment le soja, le quinoa et les graines d'amarante. Le soja sous toutes ses formes mérite donc d'occuper une place privilégiée dans l'alimentation végétarienne et le quinoa est de plus en plus apprécié par les végétariens.

La quantité optimale de protéines dont nous avons besoin

On recommande généralement que l'apport quotidien de protéines constitue 15 à 25 % de l'apport total de calories. L'OMS recommande 0,83 gramme par kilo de poids corporel pour les adultes sans distinction de sexe, soit par exemple 54 grammes pour 65 kilos ou 66 grammes pour 80 kilos. Les enfants et les adolescents ont d'autant plus besoin de protéines qu'ils sont plus jeunes. Les besoins diminuent avec l'âge, ils vont de 1,31 gramme par kilo pour les nourrissons à 0,87 gramme par kilo à 15-18 ans. Pour la femme enceinte, il faut ajouter à ces quantités 1 gramme par jour pendant le premier trimestre, 10 grammes par jour pendant le deuxième trimestre et 31 grammes par jour pour le troisième trimestre, afin d'assurer le développement correct du fœtus en train de se construire. Pour la femme qui allaite, il faut ajouter 19 grammes par jour pendant les six premiers mois et 13 grammes par jour ensuite[2]. Les besoins correspondant aux différents acides aminés pour les adultes sont donnés par le tableau suivant. Il est évident qu'on ne peut pas se baser sur ce tableau pour choisir les aliments que l'on doit consommer en fonction des besoins en tel ou tel acide aminé. On ne se réveille pas le matin en disant : « Je pèse tant, donc aujourd'hui il me faut tant de milligrammes d'histidine, tant de lysine, etc. » On ne peut que favoriser la diversité des aliments, plus ils sont variés plus on a de chances d'y trouver son compte et cette variété est plus facile à réaliser sans calcul avec un régime omnivore varié.

Besoins en acides aminés pour les adultes d'après l'OMS

	mg/kg par jour	mg/g de protéines
Histidine	10	15
Isoleucine	20	30
Leucine	39	59
Lysine	30	45
Méthionine	10	16
Cystine	4	6
Méthionine + cystéine	15	22
Phénylalanine + tyrosine	25	30
Thréonine	15	23
Tryptophane	4	6
Valine	26	39

Les besoins après 70 ans

Les besoins en protéines sont plus élevés après 70 ans. Certains articles récents émanant de prestigieuses universités américaines et canadiennes recommandent des apports nutritionnels chez les personnes âgées de 1,2 gramme par kilo de poids corporel[3], soit 84 grammes pour une personne de

70 kilos. En effet, le vieillissement entraîne la diminution de la masse et de la force musculaires (la sarcopénie), et le meilleur moyen de combattre cet état de fait est de combiner un apport en protéines élevé et la pratique de l'exercice. La réponse de l'organisme vieillissant à l'apport de protéines étant diminuée, comme toutes les fonctions par rapport aux sujets jeunes, la quantité absorbée doit être plus importante et comporter des protéines riches en acides aminés essentiels, notamment la leucine, qui est importante pour le muscle. Le soja, le bœuf, le saumon, les cacahuètes, les germes de blé, le poulet, les œufs, les amandes en contiennent environ 1,5 à 2 grammes pour 100 grammes. Et les plus riches sont les concentrés en poudre de protéines du lactosérum et de protéines de soja, très appréciés des sportifs qui en contiennent 10 à 12 grammes pour 100 grammes.

Le muscle chez les personnes âgées, ce n'est pas un problème de look, c'est vital pour éviter les chutes et leurs conséquences funestes.

Il y a donc un certain degré de contradiction pour les personnes âgées, entre d'une part la nécessité d'un apport élevé de protéines de bonne qualité nutritionnelle, et d'autre part un apport total de calories qui doit être inférieur à celui d'un adulte plus jeune, en raison de la moindre activité physique. Cela implique d'accorder en proportion une plus large part aux protéines dans la ration quotidienne. Or, comme la concentration en protéines des principaux aliments végétaux est inférieure à celle des produits d'origine animale, il est difficile de satisfaire en même temps ces deux impératifs avec une alimentation de base végétarienne[4].

Si l'on considère par exemple le cas d'un homme de 70-80 ans pesant 75 kilos, il devrait consommer 90 grammes de protéines par jour. Avec des produits carnés et des fromages contenant en moyenne 30 % de protéines, il faudrait qu'il en mange environ 300 g, ce qui est déjà beaucoup. Avec des aliments d'origine végétale courants qui contiennent entre 5 et 15 % de protéines, même en se basant sur une moyenne optimiste de 15 %, il faudrait qu'il en consomme 600 grammes. Même si ce calcul est grossier, on voit que, pour réussir le challenge d'avoir ses 90 grammes de protéines sans viande ni laitages, il faut que notre homme ait une connaissance précise de la composition des aliments végétaliens, qu'il ne se borne pas à manger des pâtes, du riz et des légumes, mais qu'il sache tirer le meilleur parti du soja, des légumineuses, des graines, des noix et des algues. En outre, dans les 600 grammes d'aliments végétaux, il y aura beaucoup de glucides, qu'il ne brûlera pas, car il ne dépense pas autant d'énergie qu'un sujet jeune, et qui vont faire du gras. Prenant en considération toutes ces données, Anna Maria Martone et ses collègues du département de gériatrie de l'Université catholique de Rome considèrent que le meilleur moyen pour les personnes âgées d'obtenir cette ration protéique est de consommer de la viande maigre quatre à cinq fois par semaine[5]. On est alors bien loin du régime végétalien !

Les besoins des sportifs

La difficulté peut être encore plus grande pour les sportifs, puisque l'International Society of Sport Nutrition recommande un apport protéique de 1,4 à 2 grammes par kilo de poids corporel – 160 grammes pour un athlète de 80 kilos –, et insiste sur l'importance de consommer des protéines contenant tous les acides aminés essentiels et notamment au moins 3 grammes de leucine par jour, car cet acide aminé est essentiel pour le muscle[6]. De telles quantités sont facilement obtenues avec des produits carnés, des œufs et des laitages. Elles peuvent être apportées aussi par un régime lacto-ovo-végétarien, mais les végétaliens devront probablement faire appel à des compléments protéinés.

Les études ayant évalué les apports en quantité des différents nutriments montrent que l'apport de protéines n'est pas toujours adéquat chez les végétariens. Parmi les participants à l'étude EPIC-Oxford, ceux qui mangeaient de la viande avaient un apport de protéines de 1,14 gramme par kilo de poids corporel, ceux qui mangeaient du poisson en avaient 1,06 gramme, mais les végétariens et les végétaliens n'atteignaient pas le gramme avec, respectivement, 0,95 et 0,91 gramme[7]. Ce sont des valeurs correctes pour des adultes sédentaires, mais peut-être insuffisantes pour ceux d'entre eux qui étaient âgés ou sportifs, au vu des études que nous venons de voir.

Dans l'étude française NutriNet-Santé, les omnivores avaient un apport quotidien de 80,7 grammes de protéines, les végétariens 66,6 grammes et les végétaliens seulement 62 grammes, donc ici encore des apports inférieurs aux quantités recommandées pour les sportifs ou les personnes âgées. Quant aux végétaliens d'une étude danoise, ils avaient un apport de protéines de 75,5 grammes pour les hommes et 59,1 grammes pour les femmes, contre 94,2 et 69,7 dans la population générale[8]. On voit bien que, selon ces estimations les végétariens, et surtout les végétaliens, s'exposent à avoir des apports de protéines qui peuvent être considérés comme satisfaisants pour des adultes sédentaires, mais insuffisants pour les sportifs ou les sujets âgés.

Les aliments riches en protéines

Selon les tables de composition des aliments du Ciqual[9], alors que les viandes et divers produits carnés apportent 20 à 30 % de leur poids en protéines, voire jusqu'à 39 % (joue de bœuf braisée, viande des Grisons) et les poissons un peu moins, les aliments à base végétale de consommation courante n'en contiennent que 5 à 13 % (voir tableau suivant). Seule la spiruline dépasse la viande. Mais on ne mange pas facilement 100 grammes de spiruline, car on la prend le plus souvent sous forme de gélules. Les légumes courants, incluant les pommes de terre, les choux, les champignons, les marrons qui semblent plutôt nourrissants ne contiennent que 1 à 2 % de protéines. Ce sont les graines diverses, les noix et amandes de plusieurs variétés, les cacahuètes et pistaches qui sont les plus riches en protéines (15 à 30 %), la palme revenant aux graines de lupin crues (36 %) et aux graines de courge (30 %).

Les haricots, les lentilles, les pois chiches, les pois cassés, les fèves, lorsqu'ils sont cuits n'en contiennent que 8 à 10 % comme la plupart des céréales de petit déjeuner ou le pain. Mais le couscous ou les pâtes n'en apportent que 5 % et le riz ou même le quinoa cuits n'en contiennent que 3 à 4 %. Il ne faut pas oublier que la teneur de l'aliment cuit, qui a absorbé de l'eau, est inférieure à celle du produit sec. Ainsi, d'après le tableau suivant, on voit que le quinoa cru contient 13,4 grammes de protéines pour 100 grammes, mais 100 grammes de quinoa cuit – et on le mange cuit – ne contiennent que 4 grammes.

Contenu en protéines d'aliments végétariens (données du Ciqual) en grammes pour 100 grammes

Spiruline déshydratée	57,5	**Pois chiches cuits**	8,3
Lupin cru	36,2	**Falafel**	8,25
Soja entier	34,5	**Pain moyen**	8
Nori séché	31,5	**Houmous**	8
Graines de courge	30,2	**Tortilla souple**	8
Cacahuètes	22,8	**Légumes secs moyens cuits**	8
Amandes mondées	21,4	**Haricots rouges cuits**	7,5
Graines de tournesol	21,3	**Fèves fraîches surgelées**	7,5
Graines de sésame	21,1	**Haricots blancs cuits**	6,8
Graines de lin	20,2	**Fèves cuites**	6,4
Pistaches	18,9	**Flageolets cuits**	6
Tempeh	18,5	**Petits pois cuits**	5,8
Graines de chia	16,5	**Pâtes fraîches cuites**	5,8
Son d'avoine	15,8	**Salade de pâtes**	5,7
Noix de cajou	15,2	**Chips**	5,6
Fèves surgelées	14,9	**Pain de seigle et froment**	5,6
Noix du Brésil	14,8	**Pâtes**	4-5
Noix fraîche	14,3	**Pois chiche en conserve**	4,7
Tomate séchée	14,2	**Épinards cuits**	4
Wakamé	14,1	**Quinoa cuit**	4
Céréales de petit déjeuner	7-14	**Choux de Bruxelles**	4
Pignons de pin	13,7	**Dessert au soja**	3,6
Flocons d'avoine	13,7	**Riz rouge cuit**	3,5
Amarante	13,5	**Soupe de lentilles**	3,28
Quinoa cru	13,4	**Brocoli**	2-3
Lentilles cuites	6-10	**Champignons**	2-3
Pain complet	10	**Riz blanc**	3
Tofu nature	10	**Pissenlit**	2,8
Haricots rouges cuits	9	**Pruneau sec**	2,8
Pois cassés cuits	8,5	**Avocat**	1,6
Baguette	8,3	**Chou-fleur**	1,6

Quelques aliments méritent une mention spéciale comme les algues (le nori séché ou déshydraté contient 31,5 % de protéines et le wakamé 14,1 %), ou le tempeh (produit à base de soja fermenté) qui en contient 20,3 %. Le seitan est constitué de protéines de céréales, notamment blé ou épeautre. Il est composé presque essentiellement de protéines (75 %) et il constitue évidemment un moyen simple de se procurer sa ration quotidienne. Mais ces protéines sont du gluten et on sait que la mode est au sans gluten et que nombreux sont ceux qui pensent qu'il est préférable de l'éviter sans que cela soit toujours justifié. Alors on peut augurer que tous les végétariens ne vont pas se mettre au seitan. Remarquons au passage que suivre un régime végétarien et en même temps sans gluten expose à appauvrir encore la ration en protéines, car le blé contient 8 à 15 % de protéines, dont 85 à 90 % sont du gluten. Par conséquent, si on supprime le gluten, il ne reste pas beaucoup de protéines (voir encadré).

Gluten et sensibilité au gluten[10]

Le gluten est un mélange complexe de protéines du blé. D'autres peptides analogues sont présents dans le seigle, l'orge et l'avoine. Le blé contient 8 à 15 % de son poids en protéines, dont 85 à 90 % de gluten.

– Le gluten peut être en cause dans deux maladies bien définies, la maladie cœliaque et l'allergie au blé. La maladie cœliaque est une maladie auto-immune au cours de laquelle les peptides du gluten provoquent une réaction qui entraîne des altérations de la muqueuse intestinale. Elle associe des troubles intestinaux et des troubles généraux (anémie, fatigue et ostéoporose). Elle est transmise génétiquement et touche environ 1 % des Occidentaux.

- L'allergie au blé est une réaction allergique aux gliadines du blé. Les symptômes apparaissent dans les minutes ou les heures suivant l'ingestion de gluten et se traduisent par des démangeaisons, éruptions, irritations du nez, de la gorge et des yeux et parfois des réactions plus sévères d'anaphylaxie.

Le syndrome de sensibilité au gluten non cœliaque (NCGS) est à la mode. Il est attribué au gluten, mais il est différent de la maladie cœliaque. Il associe des symptômes de type intestin irritable et des troubles divers (fatigue, maux de tête, douleurs des muscles et articulations, impression d'être embrumé, dépression, anxiété). En réalité, c'est une entité mal définie et, si elle existe probablement chez un petit nombre de personnes, il n'est pas vraiment prouvé que la cause en soit le gluten. Il est plus probable que dans nombre de cas les symptômes soient plutôt attribuables aux FODMAP (*fermented oligo di- and monosaccharids and polyols*).

Les FODMAP sont des glucides à chaîne courte, qui sont mal absorbés et entraînent des fermentations intestinales. Ils sont présents dans de nombreux aliments : le lactose dans le lait, le fructose en abondance dans les poires et les pommes, les fructanes et fructo-oligosaccharides dans les artichauts, l'ail, l'oignon, le blé et le seigle, ainsi que les galacto-oligosaccharides dans les haricots, et les polyols (sorbitol, mannitol) dans les fruits à noyau et les édulcorants. Ce sont le blé et les produits dérivés du seigle qui en contiennent le plus. Les céréales qui en contiennent le moins sont aussi sans gluten : riz, avoine, quinoa et maïs.

Au total, il est possible que les effets attribués au gluten soient dans nombre de cas plutôt le fait des fructanes, et que la plupart des patients qui pensent être atteints de sensibilité au gluten bénéficieraient en fait plutôt de la suppression pendant un certain temps des FODMAP.

En pratique les végétaliens doivent donner une large part au tofu et autres préparations de soja, aux divers haricots, aux lentilles, aux pois et aux graines et noix de toutes sortes. Les algues sont intéressantes parce qu'elles sont riches en protéines et contiennent aussi d'autres nutriments importants.

Ces quelques chiffres montrent que pour réunir les 54 grammes par jour pour un adulte de 65 kilos ou les 66 grammes pour un autre de 80 kilos, ou encore les 80 à 90 grammes recommandés après 70 ans, voire les 120 à 160 grammes recommandés pour un sportif de 80 kilos, il faut bien calculer, bien varier les aliments, acquérir une bonne connaissance de leurs contenus respectifs et disposer de temps pour les préparer.

Les tableaux suivants donnent des exemples de régimes végétaliens élaborés pour apporter 2 500 et 3 500 calories aux sportifs, par David Rogerson de l'Académie du sport et de l'activité physique de l'Université de Sheffield Hallam en Angleterre[11].

Régime végétalien apportant 2 512 calories dont 154 grammes de protéines, d'après Rogerson

Repas	Ingrédients
Petit déjeuner	1/2 bol de flocons d'avoine 1 bol de lait d'amande enrichi non sucré 60 g de banane 1 noix du Brésil 1 cuillerée à soupe de graines de lin moulues 1 cuillerée à soupe de graines de courge 10 000 UI de vitamine D 2,4 µg de vitamine B12 2 g d'huile de microalgues (oméga-3)
Déjeuner avant entraînement *Salade asiatique de kale*	1 bol de chou kale haché 1 carotte moyenne râpée 1/2 bol de concombre râpé 1 g de wakamé déshydraté (algue) en copeaux 57 g de nouilles de riz (poids sec) 1/2 bol de haricots edamame 1/2 bol de tofu Gingembre, ail, piment selon le goût 1 cuillerée à soupe d'huile de sésame
Après l'entraînement *Smoothie protéines-baies*	40 g d'isolat de protéines de pois 1/2 bol de framboises surgelées 1/2 bol de fraises surgelées 1/2 bol de myrtilles surgelées 1 bol de lait de chanvre enrichi
Dîner *Curry de pois chiches et patate douce*	120 g de pois chiches cuits 40 g de seitan 1 patate douce moyenne 1/2 boîte de tomates en conserve 1 petit oignon rouge 1 gousse d'ail 1 cuillerée à soupe d'huile d'olive 1 bol de riz long grain Curry selon le goût

Régime végétalien apportant 3 446 calories
dont 193 grammes de protéines, pour un sportif de 94 kilos,
d'après Rogerson

Repas	Ingrédients
Petit déjeuner *Scramble de tofu avec toast d'avocat*	1/2 bloc de 250 g de tofu 3 grandes tranches de pain complet grillé 1/4 d'avocat haché 1/4 orange navel 2 g d'huile de microalgues
Déjeuner avant l'entraînement *Salade de légumes grillés avec tempeh et sarrasin*	1 tasse de graines de sarrasin 3/4 de tasse/100 g de tempeh 1/2 courgette grillée 1/2 aubergine grillée 1/2 oignon rouge grillé 1/2 poivron grillé 1 cuiller à soupe d'huile d'olive 1 cuiller à soupe de vinaigre balsamique
Snack après l'entraînement *Pomme-céréales aux épices*	2 tasses de riz soufflé 1 grande pomme 18 g de prunes émincées 270 ml de lait de soja non sucré 35 g de pâtes de riz Cannelle
Dîner *Spaghettis*	75g de spaghettis de haricots noirs (poids sec) 88 g de spaghettis (poids sec) Sauce tomate 1/2 oignon rouge 70 g d'épinards surgelés Ail, basilic 1 cuillerée à soupe d'huile d'olive 1 cuillerée à soupe de levure nutritionnelle enrichie en B12
Snack *Dessert de chia, lin et chanvre*	2 cuillerées à soupe de graines de chia 2 cuillerées à soupe de graines de lin 2 cuillerées à soupe de gaines de chanvre 1 tasse de lait d'amande 2 dates émincées 1/2 tasse de framboises

Un tel régime, où les calories et les nutriments sont calculés avec une précision de laboratoire, n'est pas facile à mettre en œuvre dans la pratique quotidienne. Les partisans du végétalisme citent souvent en exemple les noms de sportifs célèbres qui sont végétaliens. Mais la pratique peut s'avérer plus difficile pour Monsieur ou Madame Tout-le-Monde qui ne dispose pas de coach.

En revanche, les lacto-ovo-végétariens et ceux qui mangent aussi du poisson n'ont évidemment aucune difficulté à se procurer leurs protéines quotidiennes, avec les œufs qui en contiennent 12 à 13 % et les fromages et le poisson qui en contiennent autant que les produits carnés.

On voit qu'une alimentation à base végétale peut permettre de satisfaire les besoins en protéines, à condition qu'elle soit suffisamment structurée, qu'elle contienne des aliments variés de façon à pourvoir aux besoins en différents acides aminés essentiels et en quantité suffisante. Mais c'est évidemment plus difficile à réaliser qu'avec un régime omnivore varié ou même un régime végétarien comportant du poisson, des œufs et des laitages.

D'ailleurs, les résultats de l'étude française NutriNet-Santé, sur une cohorte de plus de 93 000 participants, montrent à la fois que l'on peut obtenir l'apport de protéines souhaitable avec un régime végétarien ou même végétalien, puisque cela a été le cas pour 74 % des premiers et 65 % des seconds. Mais ils montrent aussi – envers de la médaille – que ce n'est pas toujours facile à réaliser, puisque 15 % des végétariens et 27 % des végétaliens – plus d'un sur quatre – avaient un apport de protéines inférieur aux recommandations du Programme national Nutrition-Santé. Encore faut-il rappeler que les valeurs retenues dans ce programme ne tiennent pas compte des cas particuliers des sportifs et des personnes âgées.

Ce qu'il faut retenir

• Les protéines constituent le composant essentiel de nos tissus.
• Les besoins en protéines sont d'au moins 0,83 gramme par kilo de poids corporel et par jour. Plus pour les enfants, les adolescents, les femmes enceintes, les personnes âgées (1,20 gramme par kilo et par jour) et les sportifs (1,40 à 2 grammes).
• Les aliments d'origine végétale de consommation courante ne contiennent que 5 à 13 % de protéines.
• Les végétariens et plus encore les végétaliens sont exposés à être carencés.
• Pour éviter ce risque, les végétaliens doivent donner une large part aux légumineuses, au soja, aux noix et graines diverses et aux algues.
• Un apport suffisant de protéines peut être obtenu avec un régime végétalien, moyennant une connaissance approfondie de la valeur nutritive des produits. Si, ayant décidé de devenir végétalien, on se reporte simplement sur les pâtes, le riz, les pizzas et les salades, sans plus de diversité, les carences sont au rendez-vous.

Les végétariens peuvent manquer de fer

Le fer est indispensable à la formation de l'hémoglobine des globules rouges, qui permet le transport de l'oxygène aux cellules par le sang. Le manque de fer entraîne l'anémie.

En outre, le fer intervient comme coenzyme dans de nombreuses réactions biochimiques. Par conséquent on ne peut pas s'en passer.

Les besoins de fer sont modérés : 8 à 10 milligrammes par jour pour un homme adulte et plus pour une femme encore réglée (15 à 20 milligrammes), en raison des pertes liées aux menstruations. Pour les enfants et les adolescents garçons c'est 10 milligrammes et pour les jeunes filles 15 milligrammes. Ces besoins sont couverts sans problème par une alimentation variée incluant de la viande et du poisson. En revanche, les apports peuvent être insuffisants chez les végétariens et plus encore chez les végétaliens.

Pourtant, nombre de plantes comestibles contiennent autant de fer que les produits carnés, voire plus pour certaines d'entre elles. Les épices sont les championnes toutes catégories, mais leur contribution est limitée parce qu'on n'en consomme pas des centaines de grammes. Les aliments les plus riches ne sont pas des produits de base : ce sont des algues de mer, auxquelles les végétariens doivent penser le plus souvent possible, et des graines : lin, chia, sésame, amarante ou graines de courge. En revanche, les aliments plus courants contiennent moins de fer. Le tofu en contient moins de 3 milligrammes pour 100 grammes ; les lentilles, les haricots et les pois cassés lorsqu'ils sont cuits, ou encore les épinards, n'en contiennent que 2 à 2,5 milligrammes. Par conséquent, il est possible pour les végétariens de satisfaire leurs besoins en fer, à condition de sortir des sentiers battus et de consommer des algues et des graines.

Ce qui est plus problématique, c'est que le fer ne se présente pas sous la même forme dans la chair des animaux et dans les végétaux. Le fer de la viande, du poisson ou des coquillages est sous une forme dite héminique, qui est mieux absorbée que le fer contenu dans les plantes. En outre, les légumineuses et les graines contiennent des substances, les phytates et les oxalates, qui inhibent encore plus l'absorption du fer.

Prenant toutes ces données en considération, Roman Pawlak et Kami Bell du département de nutrition de l'Université de Caroline du Nord concluent que, pour compenser ce défaut d'absorption, il faudrait que les végétaliens consomment 1,8 fois plus de fer que les omnivores[12]. Presque deux fois plus. Comme ce n'est pas toujours le cas, et comme tout le monde ne connaît pas nécessairement les produits les plus riches en fer, le risque de carence existe.

Selon l'étude NutriNet-Santé, les végétariens et les végétaliens en France ont en moyenne des apports de fer adéquats. Ici, il est question des apports et cela ne signifie pas automatiquement que le fer consommé ait été absorbé en totalité. En revanche, une méta-analyse ayant inclus 27 études comparant les dosages sanguins des végétariens et non-végétariens adultes a montré que les végétariens ont un taux sanguin de ferritine inférieur à celui des omnivores (environ 30 microgrammes de différence en moyenne). La ferritine est une forme de stockage du fer dans l'organisme qui traduit en quelque sorte l'état des réserves. Un taux sanguin de ferritine faible est un signe de carence. Les différences sont plus accentuées pour les hommes (62 microgrammes en moins) que pour les femmes dans leur ensemble (14 microgrammes) et les femmes non ménopausées (18 microgrammes). En conséquence, les auteurs recommandent aux végétariens de faire de temps à autre un dosage sanguin de ferritine pour vérifier si leurs réserves sont correctes[13].

Alors la solution la plus simple n'est-elle pas de prendre du fer en complément ? Ce n'est pas si simple, parce que le fer en excès exerce des effets défavorables par son pouvoir oxydant et en prendre trop pourrait donc favoriser le stress oxydatif. Par conséquent, contrairement à ce qui est recommandé, comme nous allons le voir, pour la vitamine B12 que l'on peut prendre en abondance sans risque, il est peut-être préférable de doser de temps à autre la ferritine dans le sang pour vérifier si on manque de fer, et alors seulement de prendre un complément.

En pratique, pour les végétaliens, Rosalind Gibson et ses collègues de l'Université d'Otago en Nouvelle-Zélande conseillent aux végétariens, pour avoir le plus de fer possible, de consommer le pain complet au levain et les produits à base de soja fermenté – miso et tempeh – parce que le levain et la fermentation s'opposent aux phytates qui diminuent l'absorption du fer. Elles conseillent également de faire tremper les haricots secs et de jeter l'eau de trempage pour éliminer ce que l'on peut de phytates, de manger des fruits et légumes riches en vitamine C, car on sait que la vitamine C augmente l'absorption du fer et d'éviter de boire du thé ou du café trop près des repas car ils diminuent l'absorption du fer[14]. Alors ! plus de café au petit déjeuner, ni à la fin du déjeuner pour lutter contre la somnolence ? Les céréales de petit déjeuner enrichies ou la prise de spiruline en complément constituent également une bonne solution, car celle-ci est très riche en fer, elle en contient 28 milligrammes pour 100 grammes. Ici encore, on voit que manger végétalien n'est pas ce qu'il y a de plus simple. Cela demande d'acquérir des connaissances sérieuses.

La vitamine B12, d'importance cruciale

La vitamine B12 n'est présente en quantité substantielle que dans les aliments d'origine animale. Certains végétaux comme les brocolis, les asperges et les haricots germés en contiennent des traces, mais bien insuffisantes pour constituer un apport satisfaisant.

Or c'est une vitamine d'importance capitale, car elle est indispensable à la formation de l'hémoglobine, de sorte que la carence en vitamine B12, comme la carence en fer, provoque l'anémie. En outre, et on le sait moins, elle intervient aussi dans la synthèse de la myéline, la substance qui forme la gaine des nerfs. De sorte que la carence en vitamine B12 peut aussi perturber la transmission de l'influx nerveux et provoquer des troubles à tous les niveaux du système nerveux, y compris le cerveau. Enfin, elle exerce une autre activité importante : elle s'oppose à l'homocystéine, qui est un facteur de maladies cardio-vasculaires, de décalcification osseuse et de démence. C'est dire l'importance de cette vitamine pour la santé, et pas seulement comme agent antianémie.

L'absorption de la vitamine B12 nécessite la présence d'une sorte de médiateur, dit facteur intrinsèque, qui est sécrété par l'estomac. Elle n'est donc bien absorbée que si on a un estomac en bon état. C'est pourquoi le risque de carence existe chez les personnes âgées, même omnivores, en raison de la relative atrophie de la muqueuse gastrique avec l'âge, ou chez celles qui prennent des médicaments antiacides au long cours, ou encore à la suite d'interventions chirurgicales sur l'estomac, comme l'ablation pour cancer ou la chirurgie de l'obésité. Pour cette raison, l'Institut américain de la médecine recommande que l'on prenne un complément de B12 à partir de la cinquantaine, même si on mange de la viande.

Les apports nutritionnels conseillés sont d'au moins 4 microgrammes (µg) par jour pour les adultes et plus pour les femmes enceintes et pour celles qui allaitent. Ils sont largement couverts chez les adultes omnivores, puisque selon l'agence EFSA (European Food Safety Authority), les Européens en consomment en moyenne de 4 à 8 microgrammes par jour.

Les régimes végétariens exposent à la carence

La carence en vitamine B12 est définie différemment d'un pays à l'autre. Généralement, on considère qu'il y a carence pour une concentration sanguine comprise entre 150 et 300 picomoles par litre de sang.

Cette vitamine essentielle est contenue avant tout dans les aliments d'origine animale. Les aliments qui en contiennent le plus (entre 4 et 60 microgrammes pour 100 grammes) sont le foie, les abats, les fruits de mer, divers poissons et les viandes. Les œufs contiennent en moyenne 0,9 à 1,4 microgramme pour 100 grammes, essentiellement concentrés dans le jaune. Le lait en contient encore moins (0,3 à 0,4 microgramme pour 100 grammes) et comme la biodisponibilité est réduite par la cuisson et la conservation, les lacto-ovo-végétariens ne sont pas totalement à l'abri du risque de carence.

Sur une cinquantaine de lacto-végétariens, un groupe de chercheurs indiens a constaté que, chez plus de la moitié d'entre eux, la concentration sanguine de vitamine B12 était inférieure à la normale. En ajoutant à leur régime habituel 400 millilitres de lait par jour pendant 14 jours, la concentration de B12 a augmenté[15]. Il est donc probable que les lacto-végétariens doivent consommer beaucoup de lait pour avoir leur dose de B12.

La carence de vitamine B12 peut être longue à se manifester

La carence en vitamine B12 provoque évidemment l'anémie, mais celle-ci peut mettre du temps à se manifester, notamment parce que le déficit en B12 peut être compensé par l'effet antianémique de l'acide folique. Les folates abondants dans les végétaux, notamment les légumes à feuilles (d'où leur nom), peuvent retarder l'apparition de l'anémie. Mais ils n'exercent pas l'effet protecteur sur le système nerveux de la B12 et les troubles neurologiques, puisque, comme on l'a vu, la B12 exerce des effets protecteurs importants à ce niveau, peuvent eux se développer à bas bruit. Il en résulte que le déficit en B12 peut être impliqué dans des troubles tels que la baisse de la mémoire ou même la dépression, voire des troubles plus graves comme la maladie d'Alzheimer, sans que l'anémie se manifeste, étant masquée par les folates. Autrement dit, l'absence d'anémie ne signifie pas qu'il n'y ait pas de carence en B12 et que celle-ci n'exerce pas ses effets pernicieux sur le système nerveux.

En outre, l'élévation du taux d'homocystéine dans le sang, due au déficit en B12, peut entraîner des effets défavorables sur les artères. Ainsi, des chercheurs chinois ont montré que des travailleurs pauvres, ayant bien malgré eux une alimentation essentiellement à base de végétaux, avaient une carence en B12, une concentration sanguine trop élevée d'homocystéine et un épaississement anormal de la tunique interne de la paroi des artères carotides, signe d'athérosclérose[16]. Malgré le taux de cholestérol bas conféré par leur régime végétarien involontaire, leurs artères souffraient de l'élévation de l'homocystéine due à la carence en B12. L'administration de vitamine B12 a corrigé les troubles.

Ces données mettent l'accent sur l'importance de corriger le manque de vitamine B12 pour profiter pleinement des effets vasculaires bénéfiques du régime végétarien. La chose est encore plus importante pour les végétaliens qui ne profitent même pas du peu de vitamine B12 contenue dans les œufs et les laitages.

Plusieurs études ont démontré la réalité de la carence chez les végétariens (voir encadré).

Des cas de carence de vitamine B12 chez des adeptes des régimes végétarien et végétalien

Dans la revue systématique de l'Université de Greenville en Caroline du Nord, le pourcentage de sujets carencés parmi les végétariens pouvait atteindre 45 % chez les petits enfants, 33 % chez les enfants et les adolescents, 17 à 39 % selon le trimestre chez les femmes enceintes, et il pouvait atteindre jusqu'à 86 % chez les adultes[17]. Les carences franches concernaient évidemment ceux qui ne prenaient pas de compléments.

Anne Gilsing avec le groupe d'Oxford a comparé 226 omnivores, 231 végétariens et 232 végétaliens participants de l'étude EPIC-Oxford[18]. L'analyse des questionnaires d'alimentation a montré que 31 % des végétariens avaient un apport de vitamine B12 dans l'alimentation inférieur aux recommandations et ce pourcentage s'élevait à 95 % chez les végétaliens - la quasi-totalité. Comme certains prenaient de la B12 en complément les carences étaient en réalité moins nombreuses d'après les dosages sanguins, mais il y en avait tout de même 7 % chez les végétariens et 52 % chez les végétaliens.

Dans une autre étude, sur 154 végétaliens allemands, dont 98 avaient une pratique stricte et 56 étaient des pratiquants modérés, la concentration sanguine en vitamine B12 était inférieure à 150 picomoles par litre (limite généralement admise pour la carence) chez 67 % des sujets, et inférieure à 250 (encore insuffisant) chez 93 % d'entre eux, avec un taux d'homocystéine trop élevé chez 66 %[19].

Dans l'étude française NutriNet-Santé, 33 % des hommes végétariens, 45 % des femmes végétariennes et chez les végétaliens 70 % des hommes et 83 % des femmes avaient un apport de vitamine B12 inférieur aux recommandations.

On peut affirmer sans crainte de se tromper que le risque de carence en vitamine B12 chez les végétariens, et plus encore chez les végétaliens est une réalité indiscutable, et que la prise de cette vitamine en compléments est impérative. Ces pourcentages élevés de sujets carencés montrent bien que les régimes végétariens ne s'improvisent pas et qu'il ne faut pas s'engager dans cette démarche sans prendre soin de s'informer correctement.

La carence en vitamine B12 est une affaire sérieuse

Du fait des effets de la vitamine B12 sur le système nerveux, la carence peut se manifester par des troubles psychiatriques, alors que l'anémie est masquée par les folates des plantes. Les risques de carence avec des effets graves sont importants chez les enfants végétariens. Des pédiatres de Bangalore en Inde ont rapporté le cas d'un adolescent de 13 ans hospitalisé pour troubles psychiatriques. Cet adolescent était immobile, figé, rigide, le regard fixe, muré dans son mutisme. Il souffrait d'insomnie, il broyait du noir, avec des idées négatives, suicidaires. Il était en dépression, perturbé par des hallucinations et des symptômes évoquant la paranoïa. Bref, un tableau neurologique complexe et inquiétant pour sa famille qui le conduisit à l'hôpital.

Il y fut traité en première intention par des neuroleptiques et son état s'améliora. Cependant, le jeune homme dut être ramené à l'hôpital assez rapidement par ses parents à deux reprises pour récidive. En fait, les neuroleptiques ne provoquaient qu'une amélioration passagère des symptômes sans effet sur la cause, après quoi les troubles réapparaissaient rapidement. C'est alors que quelqu'un a eu l'idée de pratiquer un dosage de vitamine B12 dans le sang, chez ce jeune homme qui appartenait à une famille végétarienne par tradition, on constata un état de carence. Il fut alors traité par des injections de vitamine B12 et l'amélioration devint manifeste dès la deuxième injection, puis les troubles disparurent complètement[20].

Un groupe de chercheurs de Wageningen en Hollande a suivi 73 adolescents qui avaient été élevés avec une alimentation macrobiotique jusqu'à l'âge de 6 ans, puis sur le conseil des médecins avaient eu une alimentation plus large, avec un peu de viande, volaille et laitages[21]. Ces adolescents ont été comparés à un groupe de non-végétariens du même âge. Les dosages ont montré que, parmi ceux du groupe macrobiotique, 37 % avaient un taux sanguin de vitamine B12 inférieur à la normale, 10 % avaient une concentration d'homocystéine trop élevée et 27 % avaient un taux élevé d'acide méthyl-malonique, un autre marqueur du déficit en B12. Par conséquent, même en ayant commencé à manger un peu de viande et de laitages, le risque de carence ne disparaît pas rapidement lorsque les apports ont été faibles pendant des années et ils étaient peut-être encore insuffisants.

Une équipe de pédiatres de Turquie rapporte le cas d'un enfant âgé de 12 mois, hospitalisé pour retard de croissance[22]. Cet enfant, né d'une mère végétarienne, s'était développé normalement jusqu'à l'âge de 6 mois, puis il avait cessé de grandir et il présentait des troubles du comportement : il était devenu apathique, indifférent, ne souriait plus, manquait de tonus et avait du mal à porter sa tête. Les dosages sanguins ont mis en évidence une anémie, une concentration en vitamine B12 inférieure à la normale et l'IRM a montré un certain degré d'atrophie cérébrale. La situation s'améliora rapidement avec des injections de vitamine B12. Trois jours après la première injection l'enfant recommençait à sourire, cessait d'être apathique et au bout de trois mois de traitement l'aspect du cerveau à l'IRM était redevenu normal.

En Inde, où les végétariens sont nombreux et la pratique ancestrale, la prise de vitamine B12 pour compenser le manque n'est pas de pratique courante dans les milieux les moins éduqués. Les pédiatres y observent une maladie dite « syndrome de tremblement infantile », observée chez des bébés nourris au sein par des femmes végétariennes. La carence en B12 entraîne une hypotrophie cérébrale qui se traduit par des mouvements involontaires, avec faiblesse, manque d'appétit et retard de croissance. Le traitement par vitamine B12 fait régresser ces symptômes et sauve ces enfants[23]. Toujours en Inde, on a rapporté le cas d'un végétarien, enseignant de 38 ans, hospitalisé pour l'apparition soudaine de difficultés dans les mouvements des mains et des doigts l'empêchant d'écrire, qui étaient dues à une atteinte de la moelle épinière par manque de vitamine B12[24]. Le nombre de ces observations est certainement inférieur à la réalité, car dans la pratique les médecins ne publient pas tous les cas qu'ils observent, surtout dans les pays où la chose est courante.

Seuls les cas spectaculaires sont publiés. Ainsi, en Europe, au Portugal, les ophtalmologistes de la faculté de Coimbra ont rapporté le cas d'un végétalien devenu subitement aveugle du fait d'hémorragies au niveau de la rétine, avec un effondrement du nombre de cellules sanguines, qui a guéri après administration de vitamine B12[25]. En France même, le professeur Tounian, pédiatre spécialiste de la nutrition à l'hôpital

Trousseau de Paris, a observé plusieurs cas de dénutrition sévère. Selon lui, les régimes végétariens chez l'enfant exposent à des complications qui peuvent être graves. Une centaine de cas ont été rapportés en France, dont la moitié ont nécessité une hospitalisation et on déplore même un décès[26].

Tout ce qui précède montre de façon indiscutable que le risque de carence en vitamine B12 chez les végétariens et plus encore chez les végétaliens est une réalité et que les conséquences peuvent être graves, notamment chez les nouveau-nés nourris au sein par une mère végétarienne carencée. Par conséquent l'adoption d'un régime végétarien, et plus encore végétalien, ne doit pas se faire sans un minimum de connaissances qui permettront d'éviter la carence. En effet, pour ceux qui ne voudraient pas prendre de compléments, il est important de savoir que certains végétaux contiennent de la vitamine B12, ce sont des champignons et des algues.

Certaines algues et certains champignons, pourvoyeurs de B12

Fumio Watanabe et ses collègues de l'Université Tottori au Japon ont fait le point sur les sources végétales de vitamine B12[27], en dehors des aliments enrichis, qui sont principalement des céréales de petit déjeuner. La fermentation de différents haricots produit de la vitamine B12 sous l'effet des bactéries ; ainsi le tempeh, obtenu par fermentation des haricots de soja, contiendrait de 0,7 à 8 microgrammes pour 100 grammes, selon Watanabe. De quoi assurer au moins en partie, la satisfaction des besoins quotidiens. Cependant, le contenu en B12 dépend des conditions de fermentation et il n'est pas certain que cette vitamine soit effectivement présente dans tous les tempehs disponibles. Ainsi, en France, selon les données du Ciqual, le tempeh ne contient que 0,08 microgramme pour 100 grammes, très peu. Mieux vaut donc ne pas trop compter dessus.

Certains champignons qui poussent sous nos climats en contiennent des doses modérées de 1 à 2,65 microgrammes pour 100 grammes, notamment les (mal-nommées) trompettes-de-la-mort et les chanterelles. Le champignon asiatique shiitaké contiendrait 5,61 microgrammes pour 100 grammes de poids sec. Cependant, en pratique chanterelles et trompettes-de-la-mort ne sont pas disponibles toute l'année et, lorsqu'il y en a, on n'en mange pas beaucoup. Quant au shiitaké, il faut tenir compte du fait que 100 grammes de champignon sec une fois réhydraté, cela fait un gros volume et il est peu probable que l'on en mange régulièrement.

Alors les végétaliens peuvent alterner les champignons et les algues. Certaines variétés d'algues de mer comestibles contiennent une forte concentration de B12, notamment la variété *enteromorpha*, une algue verte qui contient 30 à 60 microgrammes de B12 pour 100 grammes, et surtout la variété *porphyra*, une algue pourpre qui noircit en séchant, qui en contient moitié moins, mais qui est très utilisée sous le nom de *nori*. C'est la feuille noire qui sert à enrouler les makis. Elle se présente sous différentes formes, notamment de feuilles très fines découpées en carré dont la consommation est courante en Asie, ou sous forme de paillettes que l'on peut ajouter partout. Les algues de mer méritent donc d'occuper une place privilégiée dans le régime des végétariens en raison de leur richesse en protéines, en B12 et en oméga-3.

En revanche, il est important de savoir que la spiruline ne contient pas une véritable vitamine B12, mais en fait une pseudo-vitamine qui est dépourvue d'effet. Ne comptez pas sur ce complément à la mode pour votre ration de B12.

Faute de faire l'effort de se procurer ces produits dans les magasins spécialisés et de les incorporer aux repas quotidiens en quantité suffisante, il est recommandé aux végétariens de prendre la vitamine B12 en complément, sous forme buvable ou en comprimés.

Ce qu'il faut retenir

- La vitamine B12 est indispensable à la formation de l'hémoglobine du sang, mais pas seulement. En effet, elle contribue aussi à la santé du système nerveux et elle s'oppose aux effets défavorables de l'homocystéine sur le système nerveux, sur l'os et sur les artères.
- La vitamine B12 n'est présente en abondance que dans les aliments d'origine animale.
- L'apport nutritionnel conseillé est de 4 microgrammes par jour.
- Le risque de carence est élevé chez les végétariens et plus encore chez les végétaliens.
- La carence peut entraîner des troubles neurologiques, alors même que l'anémie ne se manifeste pas, étant compensée par l'acide folique des végétaux.
- Quelques aliments d'origine végétale contiennent de la vitamine B12 : certains champignons comme les chanterelles, les trompettes-de-la-mort et le shiitaké et surtout les algues de mer, mais ils peuvent difficilement satisfaire les besoins.
- En revanche, la spiruline contient une pseudo-vitamine B12 qui est dépourvue d'effet.
- On peut recommander aux végétariens et plus encore aux végétaliens de prendre de la vitamine B12 en complément.

Ceux qui ne mangent pas de poisson s'exposent à manquer d'oméga-3

Comme les vitamines et les acides aminés essentiels, les acides gras essentiels nous sont indispensables et nous ne savons pas les fabriquer. Il faut donc que nous les trouvions dans nos aliments. Ce sont des acides gras polyinsaturés, ce qui signifie que leur formule comporte plusieurs liaisons insaturées entre atomes de carbone, que l'on pourrait qualifier de « faibles ». Il en résulte qu'ils sont plus fragiles et ne résistent pas à la chaleur et que par conséquent ils sont impropres à la cuisson.

Ces acides gras se répartissent en deux familles, les oméga-6 et les oméga-3, désignés ainsi selon l'emplacement de la première liaison insaturée (voir encadré). Peu importe la chimie. Ce qui compte pour nous est que les deux familles, bien que cousines, ne présentent pas les mêmes qualités nutritionnelles.

Oméga-6 et oméga-3

Le chef de file des oméga-6 est l'acide linoléique, qui est lui-même précurseur dans l'organisme de l'acide arachidonique. L'acide arachidonique favorise l'inflammation et donne naissance à des eicosanoïdes qui exercent des effets défavorables, notamment les prostaglandines et leucotriènes impliqués dans l'inflammation, et le thromboxane qui favorise la formation du caillot.
Le chef de famille des oméga-3 est l'acide alpha-linolénique et deux membres importants de cette famille sont l'acide eicosapentaénoïque (EPA) et l'acide docosahexaénoïque (DHA). Les oméga-3 exercent un effet anti-inflammatoire et un effet

régulateur du rythme cardiaque. En plus, le DHA joue un rôle très important dans le cerveau dont il est un composant essentiel. Bien que les deux familles soient indispensables, elles exercent des effets différents sur la santé et ne sont donc pas interchangeables. En bref, les oméga-3 sont plus bénéfiques que les oméga-6 par leurs effets anti-inflammatoires, par leurs effets protecteurs sur les vaisseaux et par le rôle du DHA dans le cerveau. Or le DHA n'est présent en quantité que dans la graisse des poissons gras ; on comprend tout de suite que la carence guette les végétaliens.

Les principales sources d'oméga-6 sont les noix, le maïs, le soja et les huiles végétales notamment de tournesol, de maïs, de pépins de raisin, de carthame, de soja et de germe de blé, ainsi que la viande, les œufs et le lait. C'est dire que les omnivores comme les végétariens ne manquent pas d'oméga-6.

Les oméga-3 sont contenus en quantité dans les graines de lin et de chia et en moindre abondance dans les noix et le soja, ainsi que dans les huiles qui en dérivent et aussi en petite quantité dans les plantes à feuilles vertes. Par conséquent, les végétariens ne devraient pas en manquer. Cependant, le compte n'y est pas pour le DHA, parce qu'il est absent des végétaux, il se trouve essentiellement dans le foie et la graisse des poissons gras, et parce que la proportion d'acide alpha-linolénique contenu dans les graines de lin ou de chia qui est transformé en DHA est très faible. Les végétariens qui ne mangent pas de poisson sont donc exposés à manquer de ce fameux DHA aussi important pour le cœur que pour le cerveau.

Comme oméga-6 et oméga-3 suivent les mêmes voies métaboliques, il y a compétition entre eux pour être métabolisés. Il est donc souhaitable que leurs proportions respectives dans les apports alimentaires ne soient pas trop différentes, car si l'un des deux est trop abondant, l'autre risque de ne pas être métabolisé – donc utilisé par l'organisme – de façon suffisante. Les experts ont tenté d'établir le ratio optimal entre oméga-6 et oméga-3, mais ils n'ont pas donné des réponses unanimes. Pour l'OMS, le rapport optimal est compris entre 5/1 et 10/1, c'est-à-dire entre cinq et dix fois plus d'oméga-6 que d'oméga-3. Cependant, d'autres experts recommandent des proportions plus faibles en oméga-6, notamment les Japonais, entre deux et quatre fois plus et les National Institutes of Health américains deux à trois fois plus seulement[28]. En France, selon l'Anses, il serait souhaitable que le ratio soit de 5 à 1, c'est-à-dire 10 grammes par jour d'oméga-6 et 2 grammes d'oméga-3. Or les évaluations dans la population générale suggèrent que le ratio réel est plus proche de 11-12 que de 5[29]. Ce qui revient à dire que globalement nous mangeons en proportion beaucoup trop d'oméga-6 et pas assez d'oméga-3.

Qu'en est-il des végétariens et des végétaliens ? Ils peuvent certainement obtenir un apport correct en acide alpha-linolénique (oméga-3), notamment en mangeant des graines de lin et de chia. Cependant, la transformation de l'acide alpha-linolénique en EPA est très faible et plus faible encore en DHA. Par conséquent, ceux qui ne mangent pas de poisson s'exposent à manquer de DHA, un acide gras aux effets cardio-vasculaires importants – on peut citer l'exemple des

Esquimaux qui autrefois étaient protégés de l'infarctus, alors que leur alimentation traditionnelle comportait de grandes quantités de chair et dc gras, parce que cette chair provenait d'animaux marins et contenait beaucoup d'oméga-3. En plus, le DHA est essentiel aussi pour le fonctionnement du cerveau et pourrait jouer un rôle dans la prévention des troubles cérébraux liés au vieillissement.

L'AFSSA recommande 500 milligrammes par jour d'EPA/DHA, qui peuvent être obtenus en mangeant du poisson deux fois par semaine[30]. Il n'y a donc pas de problème pour les végétariens qui mangent du poisson. Probablement pas pour les végétariens qui acceptent les œufs et les laitages, car ceux-ci, notamment ceux de poules dont l'alimentation a été enrichie en lin peuvent contenir 60 à 100 milligrammes d'EPA/DHA. En revanche, les végétaliens s'exposent à la carence.

Selon une étude EPIC récente, les proportions de DHA dans le plasma des végétariens et des végétaliens étaient 31 et 59 % plus faibles que chez les omnivores[31], c'est beaucoup.

L'indice oméga-3, qui exprime le pourcentage de EPA-DHA dans les globules rouges, permet de savoir si on manque ou pas d'oméga-3. La valeur optimale est plus de 8 %. Elle est de 9 à 11 % chez les Japonais gros mangeurs de poisson, mais seulement de 4 à 5 % – donc insuffisante – chez les Américains plutôt portés sur la viande[32]. Les végétaliens peuvent faire ce test sanguin pour savoir où ils en sont. Pour ce qui concerne le DHA, le mieux est de manger du poisson. Les gros carnivores, comme les végétaliens devraient prendre ce fait en considération.

En pratique, pour les végétaliens, Brenda Davis et Penny Kris-Etherton de l'Université de Pennsylvanie, recommandent :

– de varier le plus possible les différents végétaux ;
– de consommer des graines, diverses noix, des olives, de l'avocat et du soja (car les graisses mono-insaturées qu'ils contiennent peuvent contrebalancer dans une certaine mesure les effets défavorables des oméga-6) ;
– de donner une large place aux graines riches en oméga-3 – lin et chia – et d'éviter les aliments industriels même non carnés[33].

En fait, la meilleure solution est probablement de manger du poisson, qui est pratiquement le seul aliment à apporter le précieux DHA. D'ailleurs, comme nous l'avons vu plus haut, les études qui ont mis en évidence les avantages du régime végétarien ont parfois montré que, parmi ses adeptes, les mangeurs de poisson avaient de meilleurs résultats que les autres. Ainsi, par exemple, dans l'étude des adventistes ce sont les pesco-végétariens qui avaient la mortalité la plus faible. Ils faisaient mieux que les végans et ils avaient moins de cancers du côlon.

Il n'est pas certain que cela soit nécessaire pour le cœur, puisque les végétariens ont déjà moins de risques que les autres. En revanche, le manque d'oméga-3 peut avoir un impact négatif sur le système nerveux. En effet, certaines études ont montré qu'il est associé à un risque plus élevé de dépression, de déclin cognitif et d'Alzheimer[34]. Dans ces conditions, que les végétaliens me pardonnent si j'ai un faible pour le régime pesco-végétarien. Quelques études donnent à penser que la prise de DHA en complément peut améliorer les fonctions cognitives chez des sujets carencés qui ne consomment pas assez de produits de la mer[35]. Les végétaliens peuvent donc se tourner vers les gélules à base d'algues. Si les sites Web faisant la promotion du végétalisme ne manquent pas de recommander la prise de vitamine B12 en complément, ils n'insistent peut-être pas suffisamment sur les compléments d'oméga-3.

Ce qu'il faut retenir

- Les acides gras essentiels, oméga-6 et oméga-3 sont indispensables.
- La proportion entre les deux a son importance.
- Omnivores comme végétariens consomment trop d'oméga-6 et pas assez d'oméga-3.
- Le ratio souhaitable est de l'ordre de deux à cinq fois plus d'oméga-6 que d'oméga-3, alors que nous en consommons plutôt onze ou douze fois plus.
- Il faut donc rééquilibrer en faveur des oméga-3.
- Il est souhaitable que l'indice oméga-3 (analyse de sang) soit au moins égal à 8 %.
- Pour les végétariens les principales sources d'oméga-3 sont les graines de lin et de chia. Cependant, l'acide alpha-linolénique qu'elles contiennent n'est que faiblement transformé en DHA. Or le DHA est essentiel pour le cœur et pour le cerveau, et il ne se trouve pratiquement que dans les poissons gras.
- Il se pourrait donc que le régime optimal pour la santé soit le régime pesco-végétarien.
- On peut donc recommander aux végétaliens de prendre en complément des gélules d'oméga-3 produites à partir des algues.

Les végétaliens s'exposent à l'ostéoporose

L'os est formé d'une trame protéique durcie par le calcium. Le calcium est indispensable à la solidité de l'os, mais les protéines le sont tout autant et le manque de protéines est aussi préjudiciable que le manque de calcium. En effet, l'os n'est pas un tissu inerte comme la pierre, c'est un tissu vivant, en permanent remaniement. Les cellules actives – ostéoclastes et ostéoblastes – détruisant en permanence de l'os ancien et reconstruisant en permanence de l'os nouveau, alors que le calcium fait l'objet d'échanges continus entre le sang et le tissu osseux. Les adultes ont besoin de 900 à 1 000 milligrammes de calcium par jour et les femmes de plus de 55 ans, ainsi que les personnes âgées – femmes et hommes – ont besoin de 1 200 milligrammes.

Lorsqu'on se réfère au site de l'Anses donnant les composants des aliments (Ciqual), on constate que ce sont les épices qui contiennent le plus de calcium. Cependant, il est évident que leur contribution ne peut être importante car on n'en consomme que quelques grammes. Même si le basilic séché contient plus de 2 grammes de calcium pour 100 grammes, on n'en consomme pas 100 grammes, ni même 50. En pratique ce sont les fromages à pâte dure (parmesan, gruyère, comté, emmental, mimolette et autres) qui en contiennent le plus avec 900 à 1 000 milligrammes pour 100 grammes. Puis viennent les fromages à pâte molle, les yaourts et autres laitages et les œufs.

Parmi les aliments d'origine végétale, les seuls qui soutiennent la comparaison avec les fromages sont les algues séchées ou déshydratées, mais il est clair qu'une fois réhydratées pour être consommées la concentration en calcium baisse fortement. Ensuite viennent des graines diverses – notamment les graines de chia avec 631 milligrammes pour 100 grammes, mais on n'en mange pas autant. Les aliments d'origine végétale courants ne contiennent au mieux que 80 à 150 milligrammes pour 100 grammes. Ce sont diverses noix et amandes, des céréales de petit déjeuner enrichies, le tofu ainsi que certains légumes comme les haricots, les épinards, le chou frisé, le chou chinois, la rhubarbe, les olives, les tomates séchées, le brocoli, et d'autres. Il faut donc en manger beaucoup pour totaliser 1 000 à 1 200 milligrammes.

Alors il est clair que si les lacto-végétariens risquent peu de manquer de calcium, il n'en va pas de même pour les végétaliens. D'ailleurs dans l'étude NutriNet-Santé, ce sont les végétaliens qui ont l'apport de calcium le plus faible et le plus fort pourcentage de sujets ayant un apport inférieur aux recommandations, alors que les végétariens ont des apports plus élevés que les mangeurs de viande, parce que dans cette catégorie sont inclus ceux qui consomment les laitages.

Dans l'étude EPIC-Oxford, le risque de fracture liée à l'ostéoporose était 30 % plus élevé chez les végétaliens que chez les mangeurs de viande ou de poisson ou les végétariens[36]. Dans la cohorte des adventistes aussi, l'incidence des fractures du col du fémur a été plus élevée chez les végétaliens d'après l'étude de Vichuda Lousuebsakul-Matthews et ses collègues de l'Université de Loma Linda[37].

On sait que c'est dès l'enfance, par la qualité de la nutrition et par la pratique du sport, que l'on construit son capital osseux. On a montré par exemple que la faible consommation de calcium dans l'enfance est associée à un doublement du risque de fracture du col du fémur après la ménopause[38]. C'est dire s'il faut veiller à ce que les enfants aient suffisamment de calcium, ce qui peut être difficile s'ils sont végétaliens.

À l'apport insuffisant de calcium dans les aliments d'origine purement végétale, il faut ajouter que les phytates contenus dans les végétaux limitent son absorption et que l'acide oxalique, contenu par exemple dans les épinards, la rhubarbe et les blettes, augmente l'élimination du calcium par les urines. Alors, s'il est tout à fait possible pour les végétaliens de satisfaire leurs besoins en calcium, c'est en faisant des choix judicieux qui exigent connaissances et organisation, au contraire de la liberté que permet un régime omnivore ou même lacto-végétarien varié.

Ann Reed Mangels du Vegetarian Resource Group, une institution très structurée prônant le végétarisme, propose deux listes d'aliments pour aider les végétaliens à ne pas manquer de calcium[39] (voir encadré).

Aliments fournissant du calcium

• Liste d'aliments contenant environ 150 milligrammes de calcium par portion :

– 2 cuillerées à soupe de beurre d'amandes ou de tahini.

– 1/4 de bol de tofu enrichi en calcium ou d'amandes.

- 1/2 bol de lait végétal enrichi en calcium ou de jus d'orange enrichi en calcium, ou de tempeh, ou encore un yaourt enrichi en calcium.
- 1 bol de chou chinois bok-choy ou de choux frisé kale, de graines de moutarde, de gombo ou okra, ou simplement de haricots blancs.
- 2 bols de brocoli.
- 1/2 barre énergétique enrichie en calcium.
- 2 oranges navel.
- 10 figues sèches.

• Liste d'aliments contenant environ la même quantité de calcium absorbable (96 milligrammes) qu'un bol de lait de 240 millilitres :

- 1 bol de bok-choy (170 g).
- 2 bols un quart de brocoli (160 g).
- 1/2 bol de choux chinois (85 g).
- 1 bol et demi de kale (255 g).
- 1 bol un tiers de lait de soja enrichi en calcium (312 ml).
- 153 g de tofu enrichi en calcium.
- 2 bols de haricots blancs (220 g).
- 1/2 tasse à une tasse de jus enrichi en calcium (144 à 240 ml).

Ces listes montrent à l'évidence encore une fois qu'adopter un régime végétalien ne souffre pas l'approximation. Il faut beaucoup de connaissances pour éviter les écueils des carences. Il faut en proportion plus d'aliments végétaux que de laitages pour réunir les 1 000 à 1 200 milligrammes de calcium nécessaires chaque jour.

Au manque de calcium s'ajoute l'apport insuffisant de protéines chez les végétaliens comme cela a été démontré par l'étude de Vichuda Lousuebsakul-Matthews sur la cohorte des adventistes. Cette étude a montré que le risque de fracture était plus élevé chez les végans. Il était moindre chez ceux qui consommaient de la viande au moins quatre fois par semaine, ou chez ceux qui mangeaient des haricots une ou deux fois par jour. Les substituts de la viande exerçaient également un certain effet protecteur car ils contiennent en général environ 10 grammes de protéines par portion.

Cette étude souligne s'il en était besoin l'importance des protéines pour la solidité osseuse et le rôle de la consommation de viande mérite quelques précisions. En effet, on sait que l'excès de protéines – et donc l'excès de viande –, en acidifiant le milieu intérieur peut favoriser la perte de calcium, mais il convient de souligner que, dans cette cohorte, ceux qui mangeaient de la viande en mangeaient peu, en moyenne 32,5 grammes par jour. Il est donc probable que les petites quantités de viande exercent un effet protecteur par l'apport de protéines, sans avoir les inconvénients liés à la forte consommation.

C'est encore une fois le régime omnivore varié mais sans excès de viande, qui s'avère protecteur – en quelque sorte le régime flexitarien.

Parmi les acides aminés, la lysine est importante pour l'os. Les besoins en lysine sont de 2 280 milligrammes par jour pour une femme de 60 kilos, et pour obtenir cette quantité il faudrait manger au moins 2 tasses de haricots blancs[40]. C'est beaucoup, et il n'est pas certain que tous les végétaliens le fassent, pouvant craindre entre autres d'être importunés par des flatulences.

En outre, il n'y a pas que le manque de calcium qui compte. Le manque de vitamine B12, qui frappe fortement les végétaliens comme nous l'avons vu, ajoute encore son poids au fardeau, car cette vitamine essentielle agit elle aussi sur l'os, en s'opposant aux effets défavorables de l'homocystéine.

Il y a une autre vitamine dont le rôle dans la solidité osseuse est méconnu, c'est la vitamine K surtout connue comme la vitamine de la coagulation[41]. Or elle joue aussi un rôle important dans la régulation du calcium, favorisant la calcification de l'os et s'opposant au dépôt de calcium dans les artères[42]. Il y a en effet, deux types de vitamine K, la phylloquinone ou K1 et la ménaquinone ou K2. La vitamine K1, active pour la coagulation, est abondante dans les légumes à feuilles vertes, et les végétariens n'en manquent pas. En revanche, la vitamine K2, produite par des bactéries, est abondante dans le natto – haricots de soja fermenté – consommé par les Japonais, mais dans l'alimentation occidentale elle ne se trouve pratiquement que dans le fromage. C'est elle qui agit sur le calcium et si on supprime le fromage pour passer à un régime végétalien, l'apport déjà faible dans notre diète devient nul. Certes les bactéries contenues dans notre intestin en produisent aussi, mais de façon inégale d'un sujet à l'autre. Les végétaliens devraient donc penser au natto, mais notre palais n'est pas très adapté à son goût.

Au total, on voit que s'il n'y a pas trop de risques que les lacto-végétariens soient plus exposés à l'ostéoporose que ceux qui mangent viande et poisson, il n'en va pas de même pour les végétaliens. Ceux-ci s'exposent au risque de manquer de protéines, de calcium et de vitamines B12 et K2, tous très importants pour la solidité osseuse. Ils peuvent certes s'assurer des apports suffisants, mais à la condition de savoir structurer leur alimentation de façon précise, en s'aidant par exemple des listes établies par Ann Mangels, sans oublier les eaux minérales. Il n'est donc pas inutile de répéter que le régime végétalien ne souffre pas l'approximation et que le flexitarisme offre plus de facilité.

Ce qu'il faut retenir

- Le calcium et les protéines sont indispensables à la solidité des os.
- Les besoins de calcium sont de 900 à 1 000 milligrammes par jour pour les adultes, 1 200 pour les femmes ménopausées et après 65 ans pour les hommes comme pour les femmes.
- Les aliments les plus riches en calcium sont les fromages.
- Nombre d'aliments d'origine végétale en contiennent aussi, mais en moindre quantité.
- Le risque de carence est négligeable pour les lacto-végétariens, mais il est réel pour les végétaliens.
- Les apports insuffisants en protéines et en vitamines B12 et K2 augmentent aussi le risque de fragilité osseuse.
- Les végétaliens ont un risque majoré de fractures liées à l'ostéoporose.

Le manque général de vitamine D

La vitamine D est aussi indispensable à la calcification osseuse que le calcium, car sans elle ce dernier n'est pas absorbé. Selon l'étude NutriNet-Santé, en France les végétariens n'en consomment que 2,4 microgrammes par jour, l'équivalent de 96 unités internationales (UI) et les végétaliens 1,9 microgramme (76 UI). Mais les mangeurs de viande ne font pas beaucoup mieux avec 2,7 microgrammes (98 UI). C'est bien insuffisant au regard des 200 UI par jour pour les adultes et des 400 UI pour les plus de 65 ans, recommandées par la plupart des pays européens. C'est encore plus insuffisant si l'on tient compte de la recommandation du professeur Wimalawansa, directeur du Centre de l'ostéoporose du Nouveau-Brunswick, qui lui conseille 1 000 UI par jour avant 65 ans et 2 000 après[43].

Tout cela n'est pas étonnant, car la vitamine D n'est pas abondante dans l'alimentation. Elle a été dénommée vitamine parce qu'elle a été découverte au début du siècle précédent, à l'époque où l'on découvrait les vitamines. On a constaté qu'elle prévenait le rachitisme et on l'a dénommée vitamine antirachitique, mais elle se comporte plutôt comme une hormone. En effet, contrairement aux vitamines que nous sommes incapables de fabriquer et que nous devons trouver dans la nourriture, nous fabriquons nos hormones. Or nous avons la capacité de fabriquer la vitamine D dans la peau sous l'effet des rayons ultraviolets (UVB) du soleil.

Et ce n'est probablement pas un hasard si les choses se sont faites ainsi au cours de l'évolution, c'est que peu d'aliments en contiennent en quantité suffisante pour satisfaire les besoins. La vitamine D n'étant abondante que dans le foie des poissons gras, l'huile de foie de morue a longtemps été le moyen le plus courant de prévenir le rachitisme chez les enfants. Les gens de ma génération la buvaient en se pinçant le nez, avant d'avoir droit à une orange pour faire passer la pilule – si l'on peut dire.

Le mode de synthèse compliqué de cette hormone s'est développé au cours de l'évolution, alors que nos lointains ancêtres passaient le plus clair de leur temps dehors, exposés aux rayons du soleil. Cela est resté vrai jusqu'au début du siècle précédent car la majorité des humains vivaient encore de l'agriculture. Il suffit d'exposer aux rayons du soleil 15 % de la surface cutanée – le visage, les avant-bras et les mains – pendant dix à quinze minutes, quatre à six fois par semaine, pour avoir sa ration de vitamine D.

Alors, les végans de Loma Linda en Californie ne manquent probablement pas de vitamine D. En revanche, la plupart des citadins, qui vivent sous des latitudes plus septentrionales – à Paris, à Bruxelles ou à Genève –, passent de longs mois d'hiver sans voir le soleil. Le résultat est qu'une grande partie de la population des pays développés, végétariens ou pas, manque de vitamine D.

Le déficit de vitamine D est un facteur important de l'épidémie d'ostéoporose qui sévit dans nos pays – on estime qu'une femme sur deux et un homme sur quatre après 60 ans sont concernés. Selon Wimalawansa, le déficit en vitamine D touche environ 50 % des Américains à peau claire et 90 % des sujets à peau foncée. Les sujets d'origine africaine ou asiatique vivant sous nos latitudes risquent en effet deux à trois fois plus de manquer de vitamine D que les Caucasiens, car la mélanine de leur peau foncée qui absorbe les UV les protège du cancer de la peau, mais diminue aussi la synthèse de vitamine D. Les obèses aussi, qui stockent préférentiellement cette vitamine liposoluble dans la graisse, ont plus de risques de carence que les autres. En Europe, selon le SCF (Scientific Committee of Food), 36 % des hommes et 47 % des femmes ont une concentration sanguine en vitamine D inférieure au niveau recommandé. C'est environ un sur trois à un sur deux. Et encore, le niveau recommandé officiel n'est-il pas très élevé.

En outre, la vitamine D n'est pas uniquement indispensable à l'os. Elle exerce aussi des effets bénéfiques sur les autres organes. Comme le récepteur à la vitamine D est présent dans pratiquement tous les tissus, elle exerce des effets multiples. Plusieurs études ont montré qu'une concentration sanguine basse est associée à un risque plus important d'hypertension artérielle, de maladies cardio-vasculaires, d'AVC, de diabète, de cancer ou de maladies neurodégénératives.

Au total, comme la vitamine D est peu abondante dans l'alimentation, les personnes qui manquent de soleil pendant les longs mois d'hiver, quel que soit leur modèle alimentaire, qu'elles mangent de la viande, du poisson ou qu'elles soient végétaliennes, ont intérêt à prendrc un complément, aux doses d'environ 800 à 1 000 UI par jour.

Le zinc ne semble pas poser problème

Le zinc est un autre élément d'importance capitale. Il est indispensable à la croissance et au développement des animaux, comme des micro-organismes ou des plantes. Il est présent dans tous les tissus du corps. Il participe à l'activité de plus de 300 enzymes. Il est indispensable à la synthèse du collagène et à la cicatrisation. Il renforce les défenses immunitaires, donc notre protection contre les infections et le cancer. Il intervient dans le fonctionnement du cerveau et de la rétine, du goût et de l'olfaction. Il est indispensable au développement des organes sexuels, à la production du sperme, et d'une façon plus générale à la reproduction. Il participe au métabolisme du glucose et des lipides et il exerce aussi un effet favorable sur la minéralisation osseuse. Difficile de faire plus !

Le manque de zinc entraîne l'anémie, la baisse des globules blancs et des défenses immunitaires avec une plus grande susceptibilité aux infections, des troubles cutanés, la perte des cheveux, la baisse des fonctions sexuelles, des difficultés de cicatrisation, la dépression et l'instabilité émotionnelle. Il est impliqué également dans le diabète, les accidents cardiovasculaires, le cancer, la cataracte, ainsi que la perte du goût ou de l'odorat.

La carence en zinc liée à la sous-alimentation concernerait 2 milliards de personnes dans les pays pauvres, mais elle est rare en Europe où le risque de carence existe surtout chez les personnes âgées, en raison d'une alimentation insuffisamment variée, et chez les alcooliques, en raison d'une alimentation incorrecte et de l'altération de la muqueuse gastrique par l'alcool. Le régime très restrictif suivi par certaines jeunes femmes pour garder la ligne et, d'une façon plus générale, le régime moderne déséquilibré à base de snacks, sandwichs, pizzas et aliments industriels exposent également à un déficit, sinon à la carence véritable.

Le zinc est actif à doses minimes. Les besoins quotidiens sont estimés à environ 8 à 10 milligrammes par jour. Ils sont couverts par une alimentation variée incluant viande et produits de la mer.

Alors les végétariens risquent-ils d'être carencés ? À première vue, il ne semble pas que ce soit le cas. Dans l'étude NutriNet-Santé, comme dans la cohorte EPIC-Oxford, les quantités quotidiennes de zinc consommées par les omnivores, les végétariens et les végétaliens sont peu différentes. Elles sont d'environ 10 milligrammes, ce qui correspond en gros aux besoins. Cependant, comme le zinc d'origine végétale est moins bien absorbé que celui qui provient des tissus animaux, les végétaliens doivent veiller à choisir des aliments riches en ce minéral.

Parmi les aliments d'origine végétale, le plus riche en zinc est le germe de blé, qui en contient 14 milligrammes pour 100 grammes. Il est suivi par diverses graines – sésame, pavot, courge – et des champignons, puis par le son de blé, le cacao, le nori et autres algues, les graines de lin et de chia, les céréales de petit déjeuner enrichies en minéraux et diverses noix et haricots.

Quant aux végétariens qui acceptent le poisson ou les laitages, ils n'ont pas à se soucier du problème parce qu'il y a du zinc dans les fromages et dans les produits de la mer – l'huître est la championne.

Les végétaliens peuvent manquer d'iode

L'iode est indispensable au bon fonctionnement de la glande thyroïde. Le crétinisme qui associait la présence d'un gros goitre et d'un retard mental était une maladie liée à la carence en iode, qui sévissait jusqu'au début du siècle précédent dans les régions montagneuses et éloignées de la mer. Il a à peu près complètement disparu dans les pays développés à partir du moment où les médecins ont fait la relation avec le manque d'iode et que les autorités ont introduit l'usage du sel enrichi en iode. Cependant, le déficit en iode toucherait encore près de 2 milliards de personnes dans le monde[44].

Un apport suffisant d'iode est essentiel chez les femmes enceintes ou pendant l'allaitement pour le développement correct du fœtus et du nourrisson. Des cas d'hypothyroïdie de nouveau-nés de mères végétaliennes ont été publiés. Les conséquences d'un apport d'iode insuffisant chez les végétaliens peuvent être encore aggravées par la présence de thiocyanates présents notamment dans les choux, qui limitent l'absorption de l'iode.

Selon l'Anses, l'apport nutritionnel conseillé est de 150 microgrammes d'iode par jour pour les adultes, et 200 pour les femmes enceintes. Dans l'étude NutriNet-Santé les apports évalués par les questionnaires d'alimentation étaient supérieurs pour les omnivores et les végétariens (180 et 222 microgrammes), mais ils étaient insuffisants pour les végétaliens avec seulement 64 microgrammes. On trouvait des valeurs comparables dans l'étude EPIC-Oxford, avec 212 microgrammes pour les mangeurs de viande, 197 pour les mangeurs de poisson, 148 pour les végétariens et seulement 58,5 pour les végans[45], ainsi que dans un groupe de végétaliens danois avec 64-65 microgrammes[46].

Le risque de carence n'existe donc probablement pas chez les végétariens du fait de la consommation de laitages et pour certains de poisson. En revanche, il existe pour les végétaliens, mais il peut être facilement évité par la consommation d'algues de mer, qui sont très riches en iode, encore faut-il y penser. Le sel de table enrichi en iode peut aussi faire l'affaire, mais on sait que l'on a plutôt tendance à consommer trop de sel et qu'il faut en limiter la consommation, en raison de ses effets sur l'hypertension artérielle. Un régime végétalien bien conduit devrait donc comporter régulièrement des algues de mer, dont on a vu par ailleurs qu'elles contiennent d'autres nutriments importants comme la vitamine B12.

Le carotène des fruits et légumes peut compenser le manque de vitamine A

La vitamine A (ou rétinol) est connue comme la vitamine de la vision. Elle permet la régénération du pourpre rétinien, élément essentiel de la vision crépusculaire, qui est détruit par l'énergie lumineuse et qui doit être régénéré en permanence. Mais ce n'est pas tout. La vitamine A renforce nos défenses immunitaires, exerce un pouvoir antioxydant et un potentiel anticancéreux. Elle intervient également au niveau du cerveau, ainsi que dans la reproduction, la formation du sperme et le développement de l'embryon.

La vitamine A fait partie des vitamines liposolubles. Elle se trouve essentiellement dans le foie, l'huile de foie de morue, le jaune d'œuf, le beurre et le fromage et elle n'est pas présente dans les plantes. Le régime végétalien comporte donc en principe un risque de carence. Cependant, ce risque est modéré grâce au bêtacarotène. En effet, le bêtacarotène, qui lui est abondant dans les fruits et légumes, est un précurseur de la vitamine A : il est transformé en vitamine A par l'organisme.

Les principales sources de bêtacarotène dans l'alimentation sont les légumes de couleur vert foncé (épinards, brocolis, poivrons), et les fruits de couleur orange (carotte, potiron, abricot, melon, mangue, tomate). C'est pourquoi on dit couramment que les carottes sont bonnes pour la vue, le carotène qu'elles apportent étant converti en vitamine A. Les caroténoïdes étant des substances liposolubles, quelques grammes de graisse – l'huile de la vinaigrette par exemple – facilitent leur absorption. Le risque de carence est donc faible.

La dose de vitamine A recommandée par le SCF européen est de 600 microgrammes par jour pour les femmes (environ 2 000 UI) et 700 pour les hommes (environ 2 400 UI). Dans l'étude des végétariens danois déjà citée, la moitié des végétaliens n'atteignaient pas la dose recommandée. Cependant, dans l'étude EPIC-Oxford, en tenant compte de la conversion du bêtacarotène, l'apport moyen de rétinol était conforme aux recommandations pour les végétariens, les mangeurs de poisson et les végétaliens, bien que nettement inférieur à celui des mangeurs de viande. Enfin dans l'étude NutriNet-Santé, l'apport de vitamine A était en moyenne supérieur aux recommandations pour les végétariens et les végétaliens comme pour les omnivores, mais le pourcentage de personnes qui étaient en dessous des apports recommandés était tout de même plus élevé chez les végétaliens.

On peut donc admettre que les végétariens qui mangent des œufs, du beurre et du fromage ont un faible risque de carence et que même les végétaliens, s'ils mangent des fruits et des légumes riches en carotène sont peu exposés au manque. Cependant le risque n'est pas nul pour ceux qui décident simplement de devenir végétaliens sans acquérir les connaissances nécessaires et qui fondent leur alimentation sur les aliments industriels.

CHAPITRE 5

Alors, être ou ne pas être végétarien ?

La réponse à la question dépend de l'esprit dans lequel on la pose, car on peut l'envisager de deux façons au moins. Dans un cas, on s'interroge pour savoir si renoncer à la viande, voire aussi au poisson et aux produits de la ferme, peut être bénéfique pour la santé comme on l'affirme de plus en plus couramment. Dans l'autre cas, la motivation est différente parce qu'on envisage ou parce qu'on a déjà décidé, de renoncer à participer même passivement à la souffrance des animaux d'élevage, ou par souci de l'environnement, ou encore par choix religieux. Les deux situations peuvent être abordées séparément, car elles correspondent à des problématiques différentes.

Pour la santé, végétalien ne fait pas mieux que végétarien ou flexitarien

Pour ce qui concerne la santé, on a vu dans les chapitres précédents que notre métabolisme – la façon dont notre corps fonctionne – s'étant élaboré au cours de l'évolution sur une base omnivore, passer à un régime contenant exclusivement des plantes n'est pas *a priori* chose simple. Il est d'autant plus difficile de répondre simplement par oui ou par non à la question, que le terme végétarien englobe plusieurs réalités allant de la simple suppression de la viande à l'élimination de tout produit d'origine animale par les végétaliens, avec des modèles intermédiaires.

S'il s'agit simplement de supprimer la viande, la réponse est assez facile. C'est oui, parce qu'on évite les inconvénients de la consommation excessive de viande et parce qu'avec le poisson, les œufs et les laitages il n'y a pas de risques notables de carences. Il faudra tout de même penser à prendre des comprimés de vitamine B12. Il y a d'autant moins de risques de carences que les gens qui font ce choix pour leur santé sont en général moins rigoureux que ceux qui le font par idéologie. En effet, comme l'ont montré les études déjà citées, aussi bien en France qu'en Angleterre et aux États-Unis, ceux qui se déclarent végétariens consomment souvent un peu de viande. Enfin, comme le régime flexitarien donne d'aussi bons résultats que les régimes végétariens, il suffit de réduire la consommation de viande pour minimiser les risques de maladies chroniques liés à sa forte consommation.

Si on élimine aussi le poisson, on s'expose à manquer de DHA pour les vaisseaux et le cerveau, alors qu'il n'est pas prouvé qu'exclure le poisson apporte un quelconque avantage. C'est peut-être même le contraire. En effet, la plupart des études qui ont mis en évidence les avantages cardio-vasculaires des régimes végétariens incluaient les mangeurs de poisson dans cette catégorie. Quelques études déjà citées, ont même montré que les mangeurs de poisson avaient moins de cancers du côlon et une mortalité plus faible que les végétaliens.

Si on élimine aussi les œufs et les laitages, on devient végétalien et les choses se compliquent. Les risques de carences sont plus importants. Il est plus difficile d'avoir sa ration quotidienne de protéines, surtout si l'on est sportif ou âgé car dans ces deux cas il en faut plus. Il est encore plus difficile d'avoir son content d'oméga-3, en particulier de DHA, et même de calcium, et on est assuré de manquer de vitamine B12. Sans oublier l'iode. Certes, on peut pallier ces manques à condition d'être très attentif à l'élaboration des menus et de prendre quelques compléments. Pourtant, il ne semble pas que le jeu en vaille la chandelle.

En effet, si on compare végétariens et végétaliens dans les études des adventistes, on constate que la mortalité de cause cardio-vasculaire est comparable dans les deux groupes[1]. C'est-à-dire que les végétaliens ne sont pas plus protégés des maladies cardio-vasculaires que les végétariens. Si on regarde les choses plus en détail, on constate que, pour les hommes, la mortalité globale de toutes causes est légèrement inférieure pour les végétaliens mais, pour les femmes, c'est l'inverse. Dans une autre étude, la mortalité globale des végétaliens est même plus élevée que celle des mangeurs de poisson[2]. Pour le diabète de type 2 – celui qui est lié à l'excès de gras, de sucre et à l'obésité –, l'écart entre végétariens et végétaliens est minime. Quant à la mortalité par cancer, elle est en gros comparable entre végétariens et végétaliens. Ici encore, chez les végétaliens elle est un peu inférieure pour les hommes, mais c'est le contraire pour les femmes. Les végétaliens ont même plus de cancers des voies urinaires que les végétariens et même que les mangeurs de viande. Il en est de même dans l'étude EPIC-Oxford, où le risque de cancer est inférieur chez les végétariens par rapport aux mangeurs de viande, mais la différence entre végétariens et végétaliens n'est pas claire. Ces derniers auraient même un peu plus de cancers du côlon[3].

Il ne faut pas prendre les chiffres à la virgule près. En fait, ces résultats prouvent simplement que les différences sont minimes, susceptibles de variations et qu'il n'est pas démontré que passer du statut de végétarien à celui de végétalien soit plus protecteur. Faire plus n'est pas toujours faire mieux.

Les avantages discutables du végétalisme en termes de santé

Une différence entre végétariens et végétaliens qui se retrouve de façon à peu près constante dans toutes les études, c'est que les végétaliens sont moins gros. Chez les adventistes l'indice de masse corporelle (IMC) des végétaliens est en moyenne un peu supérieur à 23, alors que celui des végétariens est un peu supérieur à 25. Cependant, dans l'étude NutriNet-Santé, les végétaliens ne sont pas vraiment plus minces que les végétariens, puisque 70 % des premiers et 66 % des seconds ont un IMC normal. Donc, c'est à peu près jeu égal, tous sont plutôt minces. On peut mêmc dire qu'une proportion non négligeable d'entre eux est trop maigre, puisque 13,5 % des végétariens et 16,8 % des végétaliens ont un IMC inférieur à 18,5.

Or il n'est pas certain qu'avoir un IMC bas constitue vraiment un avantage, puisque la méta-analyse du Center for Disease Control and Prevention américain a montré que les sujets en surpoids sans être obèses (IMC de 25 à 30) ont une mortalité inférieure à celle des sujets de poids normal (IMC < 25), voire trop maigres (voir page 37). Si l'obsession de la minceur est en accord avec les canons actuels de la beauté, il n'est pas prouvé qu'elle soit bénéfique pour la santé. Autant la lutte contre l'obésité est pleinement justifiée, autant il n'est pas certain que la course à la minceur excessive le soit aussi.

Au total, on voit qu'il n'est pas prouvé que le passage du régime végétarien au strict régime végétalien apporte un avantage supplémentaire en termes de santé. Or le régime végétalien, outre qu'il est contraignant n'est pas sans risques. Il expose notamment comme nous l'avons vu, à une augmentation du risque de fractures par ostéoporose (voir page 90) qui peuvent être en rapport avec des déficits en protéines, en calcium et en vitamine B12.

En somme, si la motivation principale pour le passage au végétarisme est un but de santé, il me semble pouvoir conclure que, par rapport à un régime végétarien consistant à exclure la viande, ou même au modèle flexitarien consistant à en réduire la consommation, l'adoption d'un régime végétalien n'apporte pas d'avantages supplémentaires, alors qu'elle expose à un risque majoré d'ostéoporose et de fractures. Or on sait que les fractures ostéoporotiques des gens âgés sont graves, entraînent une impotence qui empoisonne la vie et sont même souvent la cause de la mort. Le mieux peut être l'ennemi du bien.

Et puis, il est peut-être tout simplement illogique d'adopter un régime restrictif au point de nécessiter la prise de compléments, car les végétaliens doivent prendre de la vitamine B12, des oméga-3 et faire des acrobaties pour avoir leur ration de protéines de calcium et d'iode.

Supprimer ou réduire la consommation de viande est bien suffisant. Est-il raisonnable de faire plus, de s'exposer à des carences, de s'imposer de faire des calculs compliqués pour la composition des repas et de pallier les carences par des compléments ? À mon humble avis, non. Je rappellerai simplement les excellents résultats, clairement établis par de nombreuses études, du modèle méditerranéen, qui comporte assez peu de viande et beaucoup de fruits, de légumes, de céréales et de graines, sans aucune exclusion, comme je l'ai montré dans un livre précédent[4].

D'ailleurs les excellents résultats du régime flexitarien observés dans l'étude d'Emma Derbyshire démontrent les nombreux avantages de ce type de régime pour le contrôle du poids, le cancer, le diabète et le syndrome métabolique (voir page 32). Finalement, du simple point de vue de la santé, il n'est pas démontré que passer au régime végétalien est mieux que supprimer la viande ou simplement en diminuer la consommation, comme dans les régimes flexitarien et méditerranéen. Il semble même que ce soit le contraire.

Le choix du véganisme ne souffre pas l'improvisation

La réponse est différente si l'on a décidé de devenir végétalien – d'exclure de l'alimentation tout produit d'origine animale incluant le miel –, voire végan en excluant aussi la laine, le cuir et la soie. Que ce soit pour des raisons religieuses, ou en considération de la souffrance des animaux, ou encore parce qu'on se préoccupe de l'environnement ; les deux allant volontiers de pair. Autant de raisons respectables, mais qui vont au-delà de la seule préoccupation de santé. Dans ce cas en effet le choix est fait, la décision est prise et la seule question qui importe est de savoir comment faire pour ne pas s'exposer aux risques de carences, ou y exposer ses enfants si on leur fait partager ce choix. Il va falloir penser protéines, fer, vitamine B12, oméga-3, calcium et iode.

Il faut alors faire un effort de formation pour approfondir ses connaissances sur la composition des aliments et varier suffisamment les repas afin d'avoir une chance de se procurer tous les nutriments nécessaires. L'humain étant omnivore par constitution, il faut apprendre à compenser les manques, qui seraient inéluctables sans une bonne connaissance de la composition des principaux aliments d'origine végétale.

Il serait risqué, ayant décidé d'être végan, alors que contrairement à certains pays orientaux ce n'est pas dans nos traditions et que l'on ne maîtrise pas couramment les préceptes culinaires végétariens, d'exclure du jour au lendemain viande, poisson, lait, œufs et fromages, sans autre forme de procès, pour se nourrir de légumes, de riz et de pâtes.

On a vu en effet, avec l'étude de l'Université Harvard, que le fait de ne pas manger de viande, mais de consommer des aliments peu sains (céréales raffinées, pommes de terre, jus de fruits, boissons sucrées, sucreries, desserts) ne procure pas les mêmes effets protecteurs qu'une alimentation végétarienne saine, à base de céréales complètes, légumineuses, fruits, légumes, noix, graines et huiles végétales (voir page 42).

Pour éviter les carences, il va falloir penser à tous les nutriments dont notre organisme a besoin, apprendre où ils se trouvent en quantité suffisante, ce qui n'était pas nécessaire avec un régime omnivore varié, et faire en sorte de satisfaire les besoins nutritionnels indispensables en protéines, acides gras essentiels, vitamines et minéraux.

Des principes nutritionnels à respecter

Le soja sous toutes ses formes occupera une place importante – tofu, miso, tempeh, natto, fève edamame, lait de soja. Les autres légumineuses occuperont une place non négligeable – haricots divers, pois, pois chiches, lentilles –, ainsi que les céréales plutôt complètes, riz brun plutôt que blanc, germe de blé, sarrasin, boulgour, pain complet plutôt que blanc.

Les graines de toutes sortes, quinoa, amarante, graines de courge et autres sont riches en protéines. Les noix, noisettes, amandes qui, outre les protéines, contiennent aussi des oméga-6 et des oméga-3 seront en bonne place.

Les graines de lin et de chia sont riches en oméga-3, de même que l'huile de colza. Cependant, la conversion des oméga-3 d'origine végétale en DHA étant très faible, EPA et plus encore DHA manquent et la prise de gélules de DHA obtenues à partir des algues peut être conseillée. Olives et avocats contiennent des graisses mono-insaturées qui peuvent dans une certaine mesure contrebalancer les effets défavorables de l'excès d'oméga-6, car les végétaux apportent surtout des oméga-6.

Pour faciliter l'absorption du peu de fer contenu dans les végétaux, on conseille de manger des aliments fermentés comme le miso ou le tempeh, de jeter l'eau de trempage des haricots pour éliminer les phytates qui en limitent l'absorption et de manger des fruits et légumes riches en vitamine C qui, elle, favorise l'absorption du fer. Dans le même ordre d'idées, on évitera de boire du thé ou du café près des repas, car ils limitent l'absorption du fer.

Manger aussi souvent que possible des champignons et des algues de mer, riches en protéines, en iode, en zinc et dont certains contiennent un peu de vitamine B12.

Pour le calcium, penser au tofu enrichi, au tempeh, au beurre d'amandes, au tahin, au chou chinois et kale, au brocoli, ainsi qu'aux laits végétaux et aux jus de fruits enrichis en minéraux. Ne pas oublier que simplement 1 litre d'eau de Contrex, Courmayeur ou Saint-Antonin apporte environ 500 milligrammes de calcium – la moitié de la ration quotidienne.

Enfin, prendre sans hésiter vitamine B12, vitamine D et éventuellement DHA en complément.

Rien ne serait plus risqué que de se lancer du jour au lendemain à corps perdu, armé seulement de bons sentiments, dans un régime alimentaire excluant la viande, le poisson, les œufs et les laitages, sans avoir acquis les connaissances indispensables pour compenser les manques, si l'on veut arriver à bon port. Entrer en véganisme ne s'improvise pas.

DEUXIÈME PARTIE

Devrons-nous devenir végétariens pour protéger l'environnement ?

CHAPITRE 6

Les conséquences environnementales des régimes omnivores

Les effets néfastes des activités humaines sur l'environnement, et notamment sur le climat, constituent un des problèmes les plus graves auxquels l'humanité est confrontée aujourd'hui. Probablement le plus grave. La production de nourriture est un des facteurs de l'équation, au même titre que l'industrie, les transports, le logement et toutes les activités humaines. Et, comme la production de viande est plus consommatrice de ressources que la production végétale, la question se pose du passage au végétarisme, voire au végétalisme.

Il est facile de percevoir intuitivement que produire de la chair de bœuf ou de mouton, ou même des œufs ou des laitages, demande plus de ressources qu'il n'en faut pour produire des plantes, puisque les animaux dont nous mangeons la viande doivent au préalable transformer les plantes qu'ils consomment en protéines et que cela ne peut se faire sans consommation d'énergie. Plusieurs études permettent de le démontrer et même de chiffrer la différence. Il faut plus de surface de terre, plus d'eau, plus de minéraux et plus d'énergie fossile pour produire 1 kilo de viande ou même de lait, que 1 kilo de céréales. Par conséquent, il est logique de penser que si les humains se nourrissaient essentiellement de plantes, leur empreinte écologique serait moindre qu'en mangeant de la viande, des œufs, du fromage et autres laitages. Cela dit, la conversion ne se ferait quand même pas kilo pour kilo, car un même poids de blé ou de pois chiches ne contient pas autant de protéines que son équivalent de steak.

La délicate question de l'élevage

L'efficacité du système de production de viande est encore moins bonne en élevage intensif que par les méthodes antiques. En effet, en élevage intensif, les animaux ne sont pas nourris à l'herbe mais avec du maïs et du soja qu'il a fallu préalablement produire, alors qu'avec les méthodes antiques, ils paissaient dans les champs et ils ne consommaient que de l'herbe produite sans autre apport d'énergie que celle du soleil et de l'eau de pluie. Il ne fallait que du sol et du labeur ; l'impact environnemental n'était pas excessif.

À ce mauvais rendement énergétique, il faut ajouter que les ruminants contribuent à augmenter la production de gaz à effet de serre en évacuant du méthane issu de la fermentation de l'herbe dans leur estomac, que leurs déjections ainsi que les engrais utilisés pour la production de leur nourriture produisent du peroxyde d'azote qui contribue aussi à l'effet de serre. À cela s'ajoute le gaz carbonique libéré par la combustion d'énergies fossiles, qui est nécessaire à tous les stades de la production, du transport, de la transformation et de la distribution des produits.

À ce coût énergétique élevé et à cet effet sur le réchauffement global, il faut encore ajouter la destruction des forêts pour produire plus de soja, la dégradation des terres et la pollution des eaux par les déjections des animaux, sans oublier les pesticides utilisés dans les cultures, les antibiotiques et les hormones qui sont administrés aux animaux et qui finissent par se retrouver dans les eaux.

Si la question de la légitimité de l'élevage ne se posait pas autrefois, lorsque les humains étaient moins nombreux et consommaient moins de viande et que la production n'était pas intensive, le problème est devenu crucial, alors que nous sommes de plus en plus nombreux, que nous consommons de plus en plus, que l'élevage est devenu en grande partie industriel et que les populations des pays émergents très peuplés, comme la Chine ou l'Inde, leur niveau de vie s'élevant, tendent à adopter un mode de vie plus proche des habitudes occidentales et consomment toujours plus de viande.

Jusqu'à l'avant-dernier siècle notre empreinte écologique était acceptable, non seulement parce que les humains étaient moins nombreux qu'aujourd'hui, mais aussi parce qu'individuellement ils consommaient moins et parce qu'ils produisaient autrement. La plupart vivaient encore dans les campagnes, se nourrissaient du produit de leurs champs – essentiellement de céréales et de légumineuses –, du lait de leurs vaches ou plus simplement de chèvres et de brebis qui broutaient dans la lande des herbes sauvages, ayant poussé sans engrais grâce à la seule énergie du soleil et à l'eau tombée du ciel. On mangeait un poulet ou un lapin le dimanche. Le porc élevé en semi-liberté qui n'était point trop gras, tué lors des grandes occasions, procurait de la viande fraîche et des charcuteries qui seraient consommées plus tard, et les ruminants donnaient surtout leur lait pendant des années, avant d'être un jour transformés en viande. En plus, les produits de la chasse et de la pêche faisaient le complément. Les choses étaient encore équilibrées et la planète n'était en rien perturbée par ces quelques millions de créatures minuscules qu'elle abritait, comme nous abritons des bactéries dans notre corps, et qui ne la dérangeaient pas. Elles ne mangeaient pas toujours à leur faim, mais elles ne gaspillaient pas et elles parvenaient tout de même à prospérer. Elles ont tellement prospéré qu'elles se comptent aujourd'hui en milliards et on prévoit qu'en 2050 elles approcheront les dix milliards.

Les choses ont changé avec l'augmentation exponentielle de la population du globe et l'élévation du niveau de vie. Il a fallu produire toujours plus pour nourrir ces estomacs qui non seulement étaient toujours plus nombreux, mais en outre mangeaient de plus grandes quantités et devenaient plus exigeants. Ingurgitant de la viande, du fromage, du lait et des œufs chaque jour sous des formes diverses, au point de devenir plus grands, plus gros et même de s'en rendre malades, obèses et diabétiques.

L'agriculture industrielle a permis d'augmenter fortement les productions, de reléguer les famines au passé et de permettre l'abondance permanente, voire l'excès et le gaspillage, du moins dans les pays riches et parfois aux dépens des pays pauvres. Mais il n'y a pas de miracle. Cette production agricole abondante implique une consommation d'énergie et de ressources beaucoup plus importante que les modes de production anciens, et l'élevage au sommet de la pyramide est le plus dispendieux. On y consacre plus de surface de sols, plus de terres déboisées, plus d'eau pour l'irrigation et plus d'énergie fossile à tous les stades de la production. On estime que le bétail occupe 26 % de la surface de la Terre et 33 % des sols cultivés[1]. Aux États-Unis, la production alimentaire dans son ensemble occupe environ 50 % de la surface du pays, consomme 80 % de l'eau douce et 17 % de l'énergie fossile.

Comment nourrir vertueusement tout le monde

Nous sommes actuellement environ 7,5 milliards sur Terre et on prévoit que nous serons entre 9 et 10 milliards en 2050 – le temps d'une génération. La population des États-Unis a doublé au cours des soixante dernières années et on estime qu'elle doublera encore pendant les soixante-dix ans à venir. Il faudra nourrir toutes ces bouches. La répartition des richesses est tellement inégale qu'il y a entre 800 millions et 1 milliard d'humains qui souffrent de la faim, alors que 2 milliards sont en surpoids. On estime que 2 milliards d'humains vivent sur la base d'un régime carné, alors qu'il y en a deux fois plus qui se contentent de plantes. Certains, notamment en Inde, le font volontairement, par tradition, mais nombre d'autres ne sont végétariens que parce qu'ils n'ont pas d'autre choix. Et ce sont souvent ceux-ci qui sont mal nourris.

Selon David et Marcia Pimentel, spécialistes de l'écologie et de la biologie de l'évolution à l'Université Cornell dans l'État de New York, en moyenne chaque citoyen américain mange 124 kilos de viande par an, dont 44 kilos de bœuf, 31 de porc et 45 de poulet[2]. Aux États-Unis, on élève plus de 9 milliards d'animaux destinés à l'alimentation des hommes, et ces animaux consomment sept fois plus de céréales que les humains. Alors que des millions de femmes, d'hommes et d'enfants ont faim dans les pays pauvres, l'obésité sévit en Occident, avec son cortège de maladies chroniques.

À l'heure où nous prenons enfin conscience du fait que les ressources de la Terre ne sont pas infinies, alors que nous humains ne cessons de proliférer, nous devons nous préoccuper de durabilité et d'écologie, et en urgence, faute de l'avoir fait plus tôt. La FAO a défini un mode d'alimentation durable comme ayant un impact environnemental faible, contribuant à la sécurité alimentaire et nutritionnelle des populations et permettant aux générations présentes et futures de vivre en bonne santé. Les modèles alimentaires durables devraient être respectueux de la biodiversité et des écosystèmes, économiquement équitables et accessibles, en adéquation avec les besoins nutritionnels, et bons pour la santé. Et, en même temps, ils doivent permettre d'optimiser les ressources naturelles et humaines. Un tel modèle doit donc permettre à la fois de satisfaire aux besoins nutritionnels adéquats des populations et de respecter l'environnement. Si nous continuons à consommer au rythme actuel, les ressources du globe seront bientôt insuffisantes, en matière alimentaire comme en d'autres matières. Il va falloir consommer moins et mieux, produire à moindres frais pour la planète et gaspiller moins.

Diviser l'impact environnemental par dix en choisissant le végétalisme ?

Selon le rapport *Assessing the Environmental Impacts of Consumption and Production* de l'UNEP (Programme des Nations unies pour l'environnement), l'agriculture contribue pour 14 % au total des émissions de gaz à effet de serre, autant que les transports (13 %) et un peu moins que la déforestation (17 %), alors que l'industrie et la production d'énergie représentent 45 % du total[3]. Si on regroupe agriculture et déforestation on atteint le chiffre de 31 % cité par d'autres, avec une participation de l'élevage estimée de l'ordre de 14 à 24 % selon les études[4].

Selon Joan Sabaté et Sam Soret de l'Université de Loma Linda, il faut six à dix-sept fois plus de terre, quatre à vingt-six fois plus d'eau et six à vingt fois plus de fuel, pour produire la même quantité de protéines animales que de protéines du soja ; les différentes estimations dépendant des différents types de production animale[5]. Ainsi, c'est la production de viande de mouton, de bœuf et d'œufs qui exercerait le plus fort impact, puis viennent le porc et le lait, alors que le poulet a un impact dix fois moindre que le bœuf. Par conséquent, manger du poulet est dix fois moins impactant pour l'environnement que manger du bœuf, tout en apportant à l'organisme autant de protéines de bonne qualité nutritionnelle.

Les différences sont calculées pour l'élevage intensif. Elles seraient moins importantes si les animaux paissaient dans des champs, mais alors on manquerait de terre si les Occidentaux continuaient à consommer autant et que les pays émergents continuaient à les imiter. Selon David et Marcia Pimentel, il faut 6 kilos de céréales pour produire 1 kilo de protéines animales. En moyenne il faut dix fois plus d'énergie fossile pour produire 1 calorie de protéines animales que pour produire 1 calorie de protéines végétales. Par conséquent, passer au végétalisme pourrait être une solution. Les choses seraient simples si nous n'avions besoin que de calories, mais nous avons aussi besoin de nutriments de qualité et notamment des acides aminés essentiels qui ne sont pas présents en quantités équivalentes dans les aliments d'origine animale et végétale.

Confrontés à la difficulté d'avoir à nourrir toujours plus de personnes de façon équitable, tout en réduisant notre impact sur la planète et la production de gaz à effet de serre, nous devons donc changer les modes de production autant que les modes de consommation. C'est pourquoi la question se pose du passage à une alimentation basée uniquement sur le végétal. Une approche simpliste consiste à penser qu'en remplaçant les calories et les protéines de la viande ou du lait par celles des céréales ou du soja, on diviserait l'impact écologique par dix, mais en réalité les choses ne sont pas si simples.

CHAPITRE 7

Abandonner la viande pour diviser l'impact écologique… l'équation n'est pas si simple

Du seul simple point de vue de la nutrition, passer d'une base d'alimentation incluant viande et laitages à un régime végétarien pose un problème pour l'apport de protéines, car à poids égal les plantes contiennent moins de protéines que la viande, les œufs, le poisson ou les laitages.

Une lecture rapide des tables de composition des aliments donne à penser que les haricots et les graines de toutes variétés contiennent autant de protéines que la viande ou le fromage – 20 à 25 %. Cependant, il faut remarquer que ces pourcentages sont ceux des produits secs, mais qu'on ne mange pas les céréales, les haricots, les lentilles ou les pois cassés sans les cuire. Or, lors de la cuisson, les graines, les pâtes ou le riz se gorgent d'eau et prennent du volume. Pour faire un bol de haricots cuits, il faut deux ou trois fois moins de haricots secs, par conséquent 100 grammes de haricots cuits contiennent deux ou trois fois moins de protéines que 100 grammes de haricots secs. Or c'est le produit cuit que l'on mange et c'est donc le contenu en protéines du produit cuit qui importe. Le tableau suivant montre la concentration en protéines du même poids de produit cru ou cuit et le rapport entre les deux.

Concentration en protéines d'aliments végétariens de base, crus ou cuits, en grammes pour 100 grammes (données du Ciqual)

	Cru	Cuit	Rapport cru/cuit
Haricot mungo sec (soja)	24,5	7,54	3,24
Haricot rouge sec	22,5	9,63	2,3
Pois cassé	22,8	8,46	2,7
Pois chiche	20,5	8,31	2,5
Fève sèche	26,1	6,01	4,3
Lentille	25,4	8,6	3
Coucous graine	11	5,19	2
Riz complet	7,02	3,21	2,2
Pâtes aux œufs	14	4,57	3
Pâtes standard	11,5	3,99	2,9
Quinoa	13,2	4,1	3,2

On voit que, pour le même poids d'un même produit cru ou cuit, il y a deux à quatre fois moins de protéines lorsqu'il est cuit que ce qui est indiqué pour le produit sec. Par conséquent, on ne peut pas comparer 100 grammes de haricots secs à 100 grammes de viande. Il faut comparer ce que l'on mange, c'est-à-dire le même poids de haricots cuits au même poids de viande.

À poids égal, les tables Ciqual montrent que le rosbif cuit contient deux fois plus de protéines que les haricots cuits. En mangeant 150 grammes de rosbif, on peut avoir environ 33 grammes de protéines, mais il faut manger 340 grammes de haricots pour en avoir autant. Cela fait du volume et aussi des gaz et à ma connaissance on n'a pas chiffré l'impact du méthane évacué par les humains !

Quant aux pâtes et au quinoa, il faudrait en manger 800 grammes pour égaler 150 grammes de rosbif. Bien sûr, à poids égal l'empreinte environnementale du quinoa est moins importante que celle du bœuf, mais dans quelle proportion cela reste-t-il vrai si on doit en manger cinq fois plus ?

Les protéines végétales moins bien assimilées que les protéines animales

À cela il faut ajouter que les protéines végétales sont moins bien digérées et absorbées que les protéines animales et que par conséquent il faudrait en manger encore plus. En effet, les chercheurs ont établi un score pour évaluer la digestibilité des acides aminés, le score DIAAS (*digestible indispensable amino acid score*). Ce score est plus élevé pour les protéines animales que végétales. Par exemple, il est de 122 pour la poudre de lait comparé à 64 pour les pois – ce qui signifie que les protéines de la poudre de lait sont deux fois mieux assimilées que celles des pois. Même les protéines du soja, reconnues pour leurs qualités nutritionnelles, ont un score de 90 alors que le concentré de protéines du lait fait 118[1]. Ces différences font qu'il est nécessaire de consommer une plus grande quantité de produits végétaux pour avoir le quota d'acides aminés essentiels nécessaire. Mais alors on va consommer plus de calories, car les céréales, les haricots ou le riz contiennent en proportion plus de glucides que de protéines. Ce qui peut poser problème chez les sujets sédentaires et les personnes âgées, qui n'ont pas une activité physique suffisante pour brûler ces calories supplémentaires et qui vont les transformer en graisse.

Impact environnemental et qualités nutritionnelles

Comparer l'impact environnemental d'un même poids de viande ou de lait – ou même d'une quantité équivalente de calories – avec l'équivalent de blé ou de haricots n'a pas de sens, parce que les deux produits n'ont pas les mêmes qualités nutritionnelles. Les choses ne sont pas si simples. Il faut comparer l'impact d'une même quantité de protéines, voire de façon plus approfondie, de tel ou tel acide aminé indispensable, car il est facile d'avoir des calories, mais plus difficile d'avoir son quota d'acides aminés indispensables en bonne proportion.

Un groupe de chercheurs franco-américains a calculé les émissions de gaz à effet de serre pour 483 aliments et boissons distribués dans les magasins du groupe Casino[2]. Les calculs ont montré que les aliments qui sont associés aux émissions les plus basses sont des aliments de faible valeur nutritionnelle : sucreries, chocolats, snacks, chips.

Gabriel Masset et un groupe de chercheurs de l'INRA et du CNRS ont évalué l'impact sur les émissions de gaz à effet de serre de 391 aliments de consommation courante en France, consommés par un échantillon de 2 624 adultes[3]. En combinant l'évaluation de l'émission de gaz à effet de serre pour chaque type d'aliment et un score de qualité nutritionnelle, ils ont défini comme régimes alimentaires durables ceux qui ont à la fois un bon score de qualité nutritionnelle et des émissions de gaz à effet de serre inférieures à la moyenne de l'ensemble des aliments étudiés.

Comme on pouvait s'y attendre, ce sont les régimes à prédominance végétale qui sont associés à moins de gaz à effet de serre et les aliments d'origine animale qui sont le moins durables, auxquels il faut ajouter l'alcool – ce que l'on sait moins. Cependant, on constate aussi que les aliments les plus durables sont ceux qui ont une qualité nutritionnelle plus faible.

Les modèles qui sont à la fois qualitatifs et durables comportent moins de viande rouge, mais autant de poulet, d'œufs et de laitages que la moyenne et plus de féculents, de fruits et de légumes. Ils sont appliqués par 20 % de l'échantillon de Français étudiés. Surtout, il est important de noter que les émissions de gaz à effet de serre sont réduites de 17 à 19 % par rapport à la moyenne, ce qui est proche de l'objectif de réduction de 20 % en 2020 fixé par l'Union européenne.

Cette réduction d'émissions de gaz à effet de serre conforme aux objectifs européens a donc été obtenue avec un régime omnivore simplement moins riche en viande rouge, sans pour autant être végétarien, et que l'on pourrait qualifier de flexitarien.

Par conséquent, la réduction des émissions de gaz à effet de serre peut être obtenue pour des modifications mineures du mode alimentaire français, sans que soient nécessaires des changements plus radicaux, comme l'adoption du végétarisme et ces modifications étaient déjà appliquées par un participant sur cinq de l'étude.

Dans le même ordre d'idées, Jennie Macdiarmid et ses collègues de l'Université d'Aberdeen en Écosse, considérant qu'un modèle de régime durable, avec élimination complète de la viande et des laitages, permettrait de réduire les émissions de gaz à effet de serre liées à la viande de 90 %, mais serait peu réaliste en raison des problèmes d'acceptabilité, ont développé un modèle acceptable pour les Anglais, satisfaisant aux besoins nécessaires en calories et en nutriments, et permettant une réduction des émissions de gaz à effet de serre de 36 % pour le secteur de l'alimentation[4]. Une réduction de 36 % soutient favorablement la comparaison avec la réduction de 21,6 % estimée pour le régime semi-végétarien et de 29,6 % pour le régime végétarien, dans l'étude des adventistes[5].

Ce régime est à la fois sain et suffisamment varié pour être accepté. Il comporte 372 grammes de viande par semaine (soit une réduction de 40 % par rapport à la consommation moyenne actuelle en Angleterre), du poisson, un peu moins de laitages qu'à présent, un peu plus de féculents, moins de gras et moins de sucre. Autant de changements bons pour la santé. Son prix est estimé à 89 % du prix moyen actuel en Grande-Bretagne, donc il est aussi acceptable de ce point de vue. Cette étude, comme l'étude française de Masset, montre que quelques modifications du régime standard facilement acceptables permettent de contribuer à la diminution des émissions de gaz à effet de serre, sans comporter un changement aussi radical que de passer au végétalisme.

Le cabinet Blonk Consultants – spécialisé en environnement et durabilité –, en collaboration avec l'Association végétarienne des Pays-Bas, a calculé que si tous les Hollandais adoptaient un régime végétarien, la réduction de gaz à effet de serre serait de 6 mégatonnes d'équivalent CO_2 par an et la diminution de surface de terres occupées serait de 12 500 kilomètres carrés. De façon plus réaliste et pragmatique, ils ont montré que le simple remplacement du bœuf par le poulet entraînerait une réduction de 3,5 mégatonnes d'équivalent CO_2 – un peu plus de la moitié, ce qui est déjà pas mal – et de 11 000 kilomètres carrés de terres, soit presque autant qu'avec le régime végétarien[6].

Guidon Eshel et un groupe de chercheurs israéliens et américains ont calculé que si les Américains faisaient passer leur consommation moyenne de viande de bœuf, qui est de l'ordre de 400 grammes par jour – tout à fait excessif du point de vue médical – à 200 grammes, ce qui l'est encore beaucoup, cela permettrait d'économiser 40 à 80 % des ressources engagées dans la production de bœuf. Cela libérerait environ 32 millions d'hectares de terres de bonne qualité qui pourraient être utilisées à d'autres productions, et on économiserait 3,1 millions de tonnes d'engrais azotés et

27 milliards de mètres cubes d'eau. Ce n'est pas négligeable à l'heure ou le Rio Grande s'assèche. Ces ressources pourraient être allouées à d'autres productions. Les auteurs concluent que diminuer de moitié la consommation de bœuf au profit de protéines végétales ou même de porc ou de poulet, qui ont une empreinte environnementale beaucoup moins forte que le bœuf, permettrait de faire de l'industrie agricole américaine une industrie répondant aux critères de durabilité[7].

Comme, globalement, la production de poulet exerce un impact environnemental dix fois moindre que la production de bœuf, on pourrait réduire l'empreinte environnementale des non-végétariens par un facteur 10 en remplaçant les protéines du bœuf par du poulet, sans pour autant avoir à passer au végétarisme. On pourrait faire encore mieux en devenant flexitariens.

Dans le même ordre d'idées, les chercheurs du Centre Barilla pour la nourriture et la nutrition, en Italie, ont calculé l'impact environnemental de trois menus types[8]. L'empreinte carbone était de 1 683 grammes de CO_2 équivalent par personne et par jour pour le régime végétalien, 2 436 pour le régime végétarien et 6 556 pour le régime carné, avec 150 grammes de viande par jour, soit 1 kilo de viande par semaine, ce qui est tout à fait excessif. Cependant, en associant un régime de base végétarien et le régime carné deux fois par semaine seulement, soit 300 grammes ce qui est tout à fait raisonnable, l'empreinte carbone a baissé de près de la moitié à 3 613 grammes de CO_2 équivalent. Une réduction appréciable sur le plan environnemental.

Ces cinq études suggèrent que la simple diminution de la consommation de viande à un niveau qui est à la fois acceptable par la population et médicalement recommandable suffit à réduire l'impact environnemental de moitié, sans qu'il soit nécessaire de passer au véganisme.

Comparaison n'est pas raison

Il est un peu simpliste de comparer l'impact des productions animales et végétales de façon grossière, sans tenir compte de leurs contenus respectifs en nutriments essentiels. Il est évident que l'on ne peut pas comparer du point de vue nutritionnel 1 kilo de légumes, ni même un kilo de blé avec 1 kilo de viande. Paolo Tessari et ses collègues, des départements de médecine et d'agronomie, nutrition, ressources naturelles et environnement de l'Université de Padoue, ont produit une étude intéressante. Ils ont effectué la comparaison de l'impact environnemental – surface de sol nécessaire et émissions de CO_2 – pour différentes productions animales et végétales, en tenant compte de leur contenu en acides aminés et de leur capacité à apporter les 13 grammes d'acides aminés essentiels indispensables à un homme de 70 kilos, sachant que c'est un minimum requis pour une personne de ce poids[9].

Si on compare simplement l'impact environnemental pour 1 kilo de produit, on constate évidemment que c'est pour le bœuf, le porc et l'aquaculture que la surface de sol nécessaire et les émissions de gaz à effet de serre sont les plus importantes.

Mais si on considère la quantité de chaque produit nécessaire pour satisfaire aux besoins en acides aminés essentiels, alors c'est la production de pois et de haricots qui exige le plus de surface de terres cultivées, parce qu'il en faut beaucoup plus en raison de leur pauvreté en ces nutriments.

La production de bœuf, de porc, de poisson et de pomme de terre demande moitié moins de surface ; les haricots un peu plus. Enfin, le poulet consomme moins de sol que le blé, le maïs et le riz. Ce sont le soja et le quinoa qui sont les moins consommateurs.

En faisant les mêmes comparaisons pour les émissions de gaz à effet de serre, on constate que les émissions les plus fortes sont produites par le riz et le chou-fleur, parce qu'il en faut beaucoup plus en raison de leur moindre concentration en acides aminés essentiels. Ils dégagent plus que le bœuf. Après le bœuf viennent les pois et le poisson à égalité. Le lait, les œufs, le porc et les haricots libèrent moins de CO_2 et l'impact du poulet est moitié moindre.

Ces analyses montrent que, si l'impact du bœuf est important, certaines productions végétales ne font pas mieux, et l'impact d'autres productions animales comme le lait, les œufs et le poulet est comparable, voire inférieur à celui du soja, du blé et du maïs.

Tout cela indique que, lorsqu'on ne se borne pas à comparer l'empreinte environnementale des aliments d'origine animale ou végétale de façon grossière – en matière de poids ou même de calories –, mais si on prend en compte leur qualité nutritionnelle et notamment leur contenu en acides aminés essentiels, il apparaît que le passage à une alimentation purement végétale n'entraîne pas une réduction de l'empreinte environnementale aussi nette qu'on aurait pu l'attendre. Manger du poulet, des œufs ou des laitages permet d'assurer un apport protéiné adéquat sans aggraver considérablement l'impact environnemental.

La solution : le flexitarisme ?

Alors que la nécessité de réduire la consommation de viande de bœuf est une évidence, il est permis de considérer que le passage du régime semi-végétarien à un véritable régime végétarien, avec suppression complète des aliments carnés, est peu justifié au vu des résultats observés. Et cela même dans l'étude des adventistes[10], une étude qui émane pourtant d'un groupe de chercheurs très engagés dans la démarche végétarienne. En effet, selon cette étude, la diminution des émissions de gaz à effet de serre par rapport à un régime omnivore, est de 21,6 % pour le régime semi-végétarien et 29,6 % pour le modèle végétarien. La différence entre semi-végétarien et végétarien est modeste et elle ne s'accompagne pas non plus d'un avantage conséquent pour la santé, puisque la mortalité est de 6,66 % pour les omnivores, 5,53 % pour les semi-végétariens – à peine 1 point de moins – et les végétariens ne gagnent rien de plus avec 5,56 %. On peut augurer que la population acceptera plus facilement d'adopter un régime semi-végétarien que de franchir un pas de plus, qui impose un grand changement dans les habitudes alimentaires, pour un bénéfice relativement modeste sur le plan environnemental et quasi nul sur le plan de la santé. D'ailleurs, le changement est déjà en cours puisque la consommation de viande en France est en constante diminution.

En conclusion, ces études montrent que l'empreinte environnementale de l'alimentation peut être réduite de façon significative en diminuant la quantité de viande de bœuf consommée, qui est actuellement tout à fait excessive dans les pays riches et qui exerce la plus forte empreinte environnementale, sans pour autant abandonner totalement la consommation de produits d'origine animale. En mangeant moins, en réduisant de moitié la consommation de bœuf, en remplaçant plus souvent le bœuf par le poulet, en réduisant sans les supprimer complètement les laitages, en donnant une part plus grande aux féculents et en diminuant la consommation d'alcool (dont on connaît par ailleurs la nocivité), on peut réduire les émissions de gaz à effet de serre et les surfaces de terres occupées par l'agriculture, tout en satisfaisant aux recommandations nutritionnelles d'apports en acides aminés, et sans modification radicale des habitudes alimentaires. Tout ça c'est du flexitarien. Et en plus, c'est bon pour la santé.

Le professeur Peter Scarborough, de l'Université d'Oxford, spécialiste de la nutrition, particulièrement investi dans l'impact environnemental et la durabilité de la production alimentaire, dans un article publié avec d'autres chercheurs de l'équipe EPIC-Oxford, a calculé l'impact de différents modèles alimentaires[11]. Selon cette étude, diminuer la consommation de viande – disons passer à un modèle semi-végétarien – fait diminuer l'empreinte carbonée de 920 kilos d'équivalent CO_2 par an par personne. Passer d'un régime alimentaire carné à un régime végétarien fait diminuer les émissions de gaz à effet de serre de 1 230 kilos d'équivalent CO_2 par an et passer au régime végétalien en économise 1 560.

C'est à comparer à l'impact d'un vol aller-retour Londres-New York qui est de 960 kilos d'équivalent CO_2 – un peu plus que l'économie procurée par le régime semi-végétarien – et à l'impact d'une petite voiture familiale vieille de dix ans et parcourant 6 000 miles par an (9 656 kilomètres), qui est de 2 440 kilos, soit l'équivalent de l'économie réalisée par dix-huit mois de végétalisme. On voit que le bénéfice obtenu sur le plan environnemental par l'adoption d'un régime végétarien ou même végétalien n'est pas négligeable, mais il n'est pas considérable comparé à la modification d'autres activités humaines courantes.

D'autres solutions sont possibles

Il est encore possible d'améliorer les conditions d'élevage pour diminuer les émissions de gaz à effet de serre, par rapport à ce qu'elles sont actuellement. Selon la FAO, la production de bœuf produit 295 kilos de CO_2 équivalent par kilo de protéines, le lait 87, le porc 55 et le poulet et les œufs seulement 35 – huit fois moins que le bœuf[12]. Donc on peut affirmer que, en passant du bœuf au poulet et aux œufs, on fait déjà un geste non négligeable pour la planète. La FAO étudie les solutions qui permettraient d'augmenter la digestibilité et de réduire les émissions de méthane. La restauration de la qualité des pâturages avec l'utilisation du fumier de préférence aux engrais et la plantation de légumineuses peut augmenter la fixation du carbone, de même que l'arrêt de la déforestation pour produire du soja, notamment en Amérique du Sud.

On a aussi proposé d'ajouter des insectes dans l'alimentation des animaux ou d'utiliser les déchets organiques. Au Japon, par exemple, 52 % des déchets de l'industrie alimentaire sont utilisés pour nourrir le bétail. La méthanisation des déchets peut diminuer la production de gaz à effet de serre par le secteur de l'élevage. Les déjections animales et divers sous-produits végétaux (maïs, tournesol et coton) peuvent ainsi être transformés en biogaz, lui-même utilisé pour produire de l'électricité. Cette technologie devrait permettre de réduire encore l'empreinte environnementale de l'élevage. Elle est déjà courante en Allemagne, et, en France, le nombre d'unités de méthanisation est en augmentation. L'agroforesterie, qui associe la présence d'arbres et de plantations avec du bétail paissant en liberté, contribue à diminuer le recours aux engrais chimiques et augmente le piégeage du carbone[13]. En Nouvelle-Zélande, des chercheurs ont sélectionné des moutons qui émettent 10 % de flatulences en moins[14], donc moins de gaz à effet de serre.

Dans le domaine de la pêche, la FAO propose également des solutions pour une « économie bleue » en mettant l'accent sur la conservation et la gestion durable des ressources aquatiques : éliminer la surpêche, réduire les rejets de pêche, réduire les pertes après capture, mieux utiliser les sous-produits. Et faire progresser l'aquaculture : l'élimination de la faim dans le monde reste un des objectifs de la FAO et le développement durable de l'aquaculture est un des moyens envisagés pour atteindre cet objectif. Par exemple, l'aquaponie est un système aquacole dans lequel les effluents contenant les déjections des poissons sont filtrés à travers un substrat inerte contenant des plantes. Les plantes assimilent les matières organiques des déjections et l'eau purifiée est réutilisée pour les poissons. On peut ainsi produire à la fois des poissons et des légumes en économisant de la nourriture et en réduisant l'impact environnemental sur l'eau[15]. L'aquaculture des algues de mer, déjà largement pratiquée en Asie-Pacifique, contribuera à fournir des aliments pour les humains et les animaux, du carburant, des engrais, des substances utiles pour l'industrie pharmaceutique, et en même temps à capter des quantités importantes de CO_2 et à lutter contre l'acidification des océans. On estime qu'en 2014 la production annuelle d'algues a fixé l'équivalent de presque 3 millions de tonnes de CO_2[16].

Bref, il y a toujours des progrès à faire, ils sont possibles dans tous les domaines, ils ne se font réellement que lorsque la pression est suffisante pour motiver les acteurs, et il semble que le moment soit venu.

Revoir nos modes de consommation

En outre, le modèle végétarien, voire végétalien, pour être absolument durable, devrait logiquement être associé à la consommation de produits de proximité et non transformés, pour réduire au minimum l'empreinte carbone des transports et de la transformation – ce qu'on appelle le « locavorisme ». Quel est en effet l'impact des 5 à 6 grammes de protéines contenues dans un sachet de quinoa sous emballage plastique, précuit, prêt à consommer après avoir été simplement réchauffé au micro-ondes, sachant que la majeure partie du quinoa consommé chez nous est importée et qu'il faut intégrer aussi la production et le recyclage du sachet en plastique, lorsqu'il ne finit pas dans l'océan ? Quel est l'impact d'une tablette de tofu sous double emballage plastique et carton contenant 14 grammes de protéines pour 100 grammes, ou d'une galette aux céréales emballée de la même façon qui ne contient que 6 grammes de protéines, si on tient compte de la production du carton et du plastique ainsi que du recyclage de ces emballages ? Sans parler des fruits exotiques et des fruits à contre-saison de l'hémisphère Sud, ou même simplement des agrumes du sud de l'Europe ou de l'Afrique du Nord. Autrefois, dans les pays du Nord, les oranges faisaient partie des cadeaux de Noël. Sommes-nous prêts, pour être logiques, à renoncer aux agrumes en hiver ? Sommes-nous prêts à revenir à ces pratiques d'un autre temps ?

Non bien sûr, pas totalement, sinon il faudrait renoncer aussi à la voiture familiale et aux voyages en avion. Nous n'allons pas cesser de nous déplacer alors pourquoi renoncerions-nous aux protéines animales, alors qu'il suffirait d'en réduire la consommation, qui est actuellement excessive ?

L'écologisation devra être globale

Prétendre passer de la consommation excessive actuelle de produits carnés à leur suppression complète, c'est vouloir passer d'un excès dans un sens à un autre excès en sens inverse. Il n'y a pas de raison de considérer que le secteur de l'alimentation doit porter seul l'essentiel de la charge de la réduction des émissions de gaz à effet de serre. Tous les secteurs d'activité devront faire l'effort d'évoluer vers des formes plus durables.

Le secteur des transports sera transformé par la généralisation des motorisations électriques et peut-être plus encore par le moteur à hydrogène. Les cargos navigueront en partie grâce à la force du vent. Cela est rendu possible par le progrès des technologies, la meilleure connaissance de la météo et des courants marins. Des projets avancés existent déjà. Le secteur de l'énergie apportera une importante contribution par le développement des énergies renouvelables, et les dirigeables permettront de réduire la consommation de kérosène.

Au total, il n'est pas du tout prouvé que l'adoption du végétarisme, voire du végétalisme, soit absolument inévitable pour limiter notre impact environnemental et faire face aux besoins accrus de nourriture liés à l'accroissement de la population mondiale. Il est plus probable que nous aurons à modifier nos habitudes, dans tous les secteurs concernés, mais plutôt de manière réaliste, raisonnable et acceptable pour chacun d'entre eux.

En fait, nous n'allons probablement pas avoir à choisir entre manger de la viande ou nous abstenir de tout déplacement en avion, ou encore devenir végétarien pour nous octroyer le droit de faire un aller-retour par an à New York ou ailleurs. Et malheur à ceux qui tout en étant végétariens s'offriraient le luxe de prendre des vacances aux Antilles ! Une étude récente publiée dans la très sérieuse revue *Nature Climate Change*, rapportée par *Le Monde*, a chiffré l'impact du tourisme dans les émissions de gaz à effet de serre à 8 % – à environ la moitié de ce que représente l'élevage[17]. Nous devrons probablement changer nos habitudes aussi dans ce domaine. Faire moins de voyages et éviter les sauts de puce en avion pour un week-end, en attendant que les dirigeables reprennent du service. La prévision du doublement du transport aérien dans les vingt ans à venir devra être repensée. Soyons assurés que les gouvernements qui s'y entendent en taxes de toutes sortes en imposeront sur les voyages en avion.

Tous les secteurs d'activité seront modifiés. La vieille voiture polluante de Monsieur Tout-le-Monde sera remplacée par un engin électrique ou à hydrogène, ce qui fera économiser en un an autant de CO_2 que si Monsieur Tout-le-Monde avait opté pour dix-huit mois de végétalisme. Monsieur Tout-le-Monde réduira son empreinte environnementale autant en réduisant sa consommation de viande, qu'en améliorant l'isolation de sa maison avec l'aide de l'État, en équipant son toit de panneaux solaires et en prenant des vacances moins exotiques. La fille de Monsieur Tout-le-Monde emménagera dans un immeuble neuf bâti en respectant des critères de durabilité, aux façades et au toit végétalisés, qui n'aura besoin ni de chauffage ni de climatisation. Il faut souligner au passage que la climatisation est une forte émettrice de gaz à effet de serre, du fait de la forte consommation d'énergie et des fuites des fluides frigorigènes dans l'atmosphère, qui ont un impact sur l'effet de serre encore plus intense que celui du CO_2.

La production d'énergie et l'industrie qui comptent pour 45 % de l'empreinte environnementale auront plus largement recours aux énergies vertes – faisons confiance à l'esprit d'innovation de nos ingénieurs et à nos gouvernants pour mettre en place des taxes carbone de plus en plus dissuasives.

Il faudra que Monsieur Tout-le-Monde modifie ses choix vestimentaires et, plus encore, que Madame Tout-le-Monde renonce à être une *fashion victim*. En effet, la production des fibres nécessaires à la fabrication des vêtements – notamment le coton –, les différents traitements chimiques nécessaires pour leur transformation, le transport lorsqu'ils sont fabriqués dans des pays où la main-d'œuvre est bon marché – on peut même dire exploitée –, puis le traitement de ceux que nous décidons de ne plus porter, dont la part qui peut être recyclée est très faible, contribuent aussi au réchauffement global. Tout cela consomme beaucoup de terres, d'eau et d'énergies fossiles, pollue les sols et les eaux, dégage du CO_2 et même du méthane lors de la décomposition des fibres naturelles des vêtements usagés dans les décharges. Et comme on suit la mode, que les marques s'emploient à la faire varier constamment, et nous vendent des vêtements faits pour être peu portés, qui vieillissent mal, le processus sans cesse répété est très polluant. La consommation d'eau nécessaire pour la fabrication d'un tee-shirt en coton serait de 2 700 litres et pour un jean il en faudrait 7 000 ! La mode serait la deuxième industrie la plus polluante au monde, juste derrière l'industrie pétrolière[18].

Même les activités qui sont en apparence les moins polluantes exercent un impact que l'on sous-estime. Ainsi, le secteur du numérique, gros consommateur d'électricité représente 4 % des émissions de gaz à effet de serre, et il est en constante augmentation de 5 à 7 % par an[19]. Nous devrions y penser avant d'envoyer des photos pour tout ou rien.

Réduire le gaspillage

Il faudra aussi s'attacher à réduire les pertes de la production alimentaire et le gaspillage. Selon la FAO, elles représentent environ le tiers des aliments produits dans le monde, soit environ 1,3 milliard de tonnes par an. Les pertes alimentaires concernent les aliments qui sont perdus ou réformés, au cours de la chaîne qui va de la production à la consommation, en passant par la récolte, le transport, le stockage, la transformation et la distribution. Le gaspillage correspond aux produits qui sont jetés sans avoir été consommés, par les distributeurs ou par les consommateurs. Ces pertes ont évidemment un impact considérable sur les surfaces de sols agricoles utilisées, la consommation d'eau, de produits phytosanitaires, d'énergie et sur les émissions de gaz à effet de serre[20]. Selon l'organisation Save Food (initiative mondiale de réduction des pertes et du gaspillage alimentaire sous l'égide de la FAO), les pertes sont estimées à 45 % pour les fruits et légumes ainsi que pour les racines et tubercules, à 35 % pour le poisson, 30 % pour les céréales et 20 % pour la viande et les produits laitiers, ainsi que pour les graines oléagineuses et les légumineuses[21]. Ce n'est pas pour la viande et les produits laitiers que les pertes sont les plus importantes. C'est évidemment dans les pays riches qu'il y a plus de gaspillage. En Europe et en Amérique du Nord, les pertes sont estimées à 280 à 300 kilos par an et par habitant, dont 95 à 115 kilos pour le gaspillage. Réduire les pertes et le gaspillage permettra de réduire en proportion les émissions de gaz à effet de serre du secteur alimentaire et à nourrir des millions de bouches supplémentaires sans surcoût financier ni énergétique.

Un groupe de chercheurs de diverses institutions, incluant la FAO et des instituts de recherche spécialisés en sciences de l'environnement, de Suisse, Autriche, Allemagne et Angleterre, a procédé à des évaluations chiffrées pour estimer dans quelles conditions l'agriculture biologique pourrait satisfaire les besoins alimentaires de l'humanité en 2050. Ils concluent que cela est possible moyennant la diminution du nombre de têtes de bétail, la diminution de la consommation de produits d'origine animale – ce qui ne signifie pas le passage au végétalisme –, l'augmentation de la part des légumineuses et la réduction des pertes et du gaspillage[22].

Les gouvernements devront aussi prendre des mesures incitatives pour contribuer à ralentir le mouvement d'accroissement continu des populations, notamment dans les pays en développement[23]. Plus nous serons nombreux, plus notre impact environnemental sera délétère. Or, si la natalité est en berne dans la plupart des pays riches, elle progresse encore dans les pays moins développés.

Au total, il semble moins difficile, plus réaliste, plus pragmatique – et apparemment aussi efficace – de chercher à susciter une modification des habitudes vers une moindre consommation de viande rouge, en même temps que des adaptations dans toutes les activités humaines, que de chercher à généraliser un changement aussi radical que le passage au végétarisme, voire au végétalisme, alors que pour le moment cette pratique n'est acceptée que par 5 à 10 % de la population occidentale et encore moins en France, et qu'il n'est pas prouvé qu'elle soit plus bénéfique pour la santé.

Décider que, pour réduire l'impact environnemental des productions d'origine animale, il faudrait en cesser totalement la consommation, c'est comme si on décidait qu'il faut cesser de se déplacer en voiture ou en avion, dont l'impact est au moins aussi important que celui de l'élevage, et passer au tout-vélo ou à la traction hippomobile.

En fait, l'*écologisation*, pour reprendre le néologisme d'Hubert Védrine, devra transformer « tous les modes de vie et de production[24] », pas seulement le secteur de la production agricole qui est essentiel à la vie et à la santé des populations.

TROISIÈME PARTIE

L'omnivore confronté à la souffrance des animaux

Le troisième argument qui plaide en faveur du végétalisme et du véganisme, c'est la fin de la maltraitance des animaux, la reconnaissance de leur sensibilité tant elle est évidente et, par voie de conséquence, de leur droit à vivre en paix. Et c'est un argument qui est fort, car pour la grande majorité d'entre nous l'amour des animaux est chose naturelle. Les enfants adorent les animaux. Ils traitent leur petit chien ou leur petit chat comme un ami, un égal, un frère. Ils leur manifestent leur affection de multiples façons, jouent et dorment avec eux. Les livres d'enfants racontent des histoires d'animaux qu'ils font vivre comme autant de petits humains : des petits cochons, des chiens, des chats, des oiseaux, des écureuils, des hérissons et même des loups, pour se faire peur au travers de la terreur que le prédateur suscite chez l'agneau.

Je ne voudrais pas que, parce que je déclare que nous sommes omnivores par nature, les défenseurs de la cause animale me prennent pour un bourreau sans cœur, alors que je ne fais que tirer les conclusions qui s'imposent à un esprit scientifique. Je me sens aussi concerné qu'eux par le problème. Petit enfant, pendant la Seconde Guerre mondiale, lors des alertes aux bombardements, lorsque tout le monde descendait à la cave, jamais je n'oubliais d'emporter mon petit chien dans mes bras. En été, à la campagne, lorsqu'au beau milieu de la nuit un de nos chats, grand chasseur, rapporte régulièrement des souris qu'il offre en cadeau au pied du lit, je les attrape délicatement et les remets dehors, pour éviter qu'il ne les martyrise en jouant avec elles. Pour ce faire, j'ai des gants de jardin sur la table de nuit, car elles peuvent mordre. Nous mettons aussi tous les soirs des croquettes pour chat et de l'eau pour les deux hérissons qui nous visitent régulièrement. À l'instant même où j'écris ces mots, je viens d'attraper délicatement une petite sauterelle verte égarée dans la maison et de la remettre dehors dans l'herbe. Alors, je dois avouer que la rédaction de ce chapitre a été la plus difficile, partagé que j'étais entre les évidences scientifiques, qui indiquent qu'il est difficile de nous passer des productions animales, et une tendresse naturelle à l'égard des animaux.

CHAPITRE 8

La terrible réalité de l'élevage industriel

On ne pourra plus dire qu'on ne savait pas

Les scènes de maltraitance des animaux, enregistrées le plus souvent en caméra cachée par les associations de défense des animaux, sont insoutenables. Elles ont le mérite d'avoir ouvert les yeux du public. Dorénavant, lorsqu'on achète un steak ou des filets de poulet bien emballés dans une barquette plastique, on ne pourra plus dire qu'on ignorait qu'il y avait une forte probabilité que l'animal eût été maltraité.

Ce sont des animaux enfermés dans des hangars entièrement clos, qui ne verront la lumière du soleil pour la première et la dernière fois que le jour où ils seront conduits à l'abattoir. Des hangars où la lumière artificielle allumée en permanence force en quelque sorte les poulets à manger vingt-quatre heures sur vingt-quatre, déconnectés du cycle du soleil, de façon qu'ils prennent plus vite du poids.

Ils grossissent tellement qu'ils ne tiennent plus sur leurs pattes. Des poulets entassés dans des espaces trop restreints pour le nombre de sujets, marchant et mangeant sur leurs fientes, que la promiscuité rend agressifs, qui se déplument mutuellement à coups de bec, qui se transmettent des maladies et que l'on inonde donc d'antibiotiques. Des poulets qui font de la mauvaise viande et des antibiotiques qui induisent l'apparition de bactéries de plus en plus résistantes à leurs effets, responsables des infections mortelles devant lesquelles nous sommes de plus en plus démunis.

Des poules pondeuses entassées dans des cages étroites, où, dit-on, elles ne disposent que d'un espace équivalent à une feuille de papier A4. Des poules sélectionnées pour pondre, qui pondent en permanence des œufs, à la chaîne avant d'être « réformées » – entendez abattues pour faire de la mauvaise viande. Des poussins mâles éliminés parce qu'ils ne sont d'aucune utilité dans la production des œufs. C'est économiquement inévitable, mais la façon dont cela est fait est inacceptable, car ils sont éliminés de façon aussi expéditive que cruelle, étouffées en masse dans des sacs plastique ou broyés vivants par une machine. On pourrait procéder de façon moins cruelle.

Des cochons immobilisés dans un espace si réduit qu'ils ne peuvent s'y mouvoir, où ils s'occupent à manger en permanence pour grossir à grande vitesse. Des truies énormes allongées dans un espace où elles ne peuvent même pas se retourner, offrant leurs mamelles à une portée de nouveau-nés avides, qui n'ont d'autre avenir que de manger beaucoup pour grossir et finir en saucisses.

Des bovins terrorisés poussés, avec brutalité à l'aiguillon et au bâton, dans le couloir de la mort, où leur instinct, les plaintes de leurs congénères, le bruit et l'odeur du sang leur indiquent qu'il ne faut pas aller. Des animaux égorgés avant d'avoir été étourdis parce que, la chaîne allant trop vite, un ouvrier a raté son coup lors de l'étourdissement. La chaîne ne s'arrête pas, l'animal est entraîné, accroché par une patte, se débattant de façon désespérée, alors qu'il est encore vivant.

Et que dire de l'abattage rituel qui implique que l'animal soit saigné sans avoir été étourdi. C'est un procédé qui se rattache à la notion de sacrifice. D'ailleurs, le terme « sacrificateur » est le mot qui désigne celui qui procède à l'égorgement dans le site Alim'agri du ministère de l'Agriculture et de l'Alimentation[1]. Dans un pays où le respect des règles de laïcité dans la vie quotidienne fait l'objet d'un débat permanent qui frise parfois le ridicule à propos du voile, on peut s'étonner qu'un site officiel émanant d'un ministère fasse référence au « sacrifice » de l'animal, comme dans la Rome antique, et même que l'État délivre un certificat de compétence de « sacrificateur ». Cette pratique a été interdite dans d'autres pays, dont la Suisse, la Nouvelle-Zélande, les pays scandinaves et plus récemment la Flandre[2], mais pas dans le pays des Lumières.

La maltraitance des animaux à tous les stades de la chaîne, l'élevage, le transport et l'abattage, déshonore notre société, qui ne respecte plus rien dès lors que cela peut entraver la course au profit. Neandertal et Cro-Magnon avaient plus de respect pour l'animal qu'ils devaient affronter avec des armes rudimentaires au risque de leur vie pour assurer leur subsistance, et pendant des siècles les paysans, même s'ils pouvaient être rudes envers les animaux comme ils l'étaient pour eux-mêmes, n'étaient pas nécessairement cruels. Notre société est en train de dévoyer ses valeurs et la façon dont nous traitons les animaux ne laisse rien augurer de bon pour les humains.

Confrontés à la maltraitance des animaux d'élevage, prenant conscience de son existence, nous avons plusieurs façons de réagir.

On peut évidemment fermer les yeux, continuer à acheter la tranche de filet de bœuf ou le blanc de poulet en barquette, sans se poser trop de questions. Il y a tellement de misères et d'horreurs qui frappent les humains chaque jour, partout dans le monde et même au pied de notre immeuble ! Faudrait-il encore se préoccuper de la souffrance des animaux ?

On peut aussi militer avec ardeur et talent en faveur des animaux, comme Matthieu Ricard ou Aymeric Caron[3]. Cependant, il faut être conscient que les changements extrêmes mettent un temps infini à passer dans les mœurs. Devenir végétalien, voire végan, c'est s'imposer un mode de vie contraignant, un régime alimentaire restrictif qui nécessite un apprentissage sérieux pour éviter les carences et qui n'est pas près d'être accepté par la plus grande partie de la population. Croire que le passage de l'humanité tout entière au véganisme est possible dans des délais raisonnables, c'est méconnaître le pouvoir des forces qui vont s'y opposer. La force des habitudes, des goûts, des traditions. La simple nécessité de la ration quotidienne de protéines. Et les petites contradictions : lorsque j'ai commandé le livre de Matthieu Ricard sur Internet, j'ai parcouru quelques commentaires. Une femme entre autres disait qu'elle avait trouvé le livre tellement convaincant, qu'elle avait acheté six livres de cuisine végétarienne et qu'elle ne préparait plus de viande que pour ses chiennes et sa chatte ! Voilà une des contradictions banales auxquelles sont confrontés les amoureux des animaux : les chiens et les chats ne sont pas friands de tofu.

Et les simples difficultés de la vie quotidienne ! Pour le jeune homme ou la jeune femme qui vit dans une grande ville, qui travaille toute la journée, qui passe au supermarché le soir en rentrant, il n'est pas facile d'échapper aux aliments industriels. Et alors, difficile de se préparer un repas végétalien assez varié pour être sain. Le risque est de ne manger que riz, pâtes, quinoa et tofu en barquette, voire la pizza surgelée.

Et la puissance fantastique de l'industrie de la viande, comment penser qu'elle va renoncer à son business facilement ? Il y faudra plus d'une génération. Les marchés sont gigantesques et l'activité donne du travail à des millions de personnes. Selon l'OMC, l'Union européenne est le premier exportateur mondial de produits agricoles avec 598 milliards d'euros en 2016. En 2015, elle a exporté 240 000 tonnes de viande et 620 000 bovins vivants. Selon la FAO, en 2016, les échanges mondiaux de viande ont atteint 30 millions de tonnes[4]. La pêche maritime a débarqué, comme on dit, 80 millions de tonnes de poisson en 2013, sans compter l'aquaculture. Le commerce mondial de poisson était estimé à 148 milliards de dollars en 2014[5]. Ce ne sont que quelques chiffres pour donner une idée du problème, mais ils sont probablement inférieurs à la réalité, car tous les pays du monde à leur échelle produisent aussi de la viande et du poisson, et cette industrie fait vivre des millions de personnes.

Les forces en présence – végans d'un côté, industrie mondiale de l'autre – sont tellement inégales qu'il y a peu de chances que les défenseurs des animaux soient en capacité de faire disparaître les activités liées à la consommation de viande ou de poisson dans des délais courts. Et que deviendraient les vaches et les poules abandonnées par les éleveurs dans la nature, alors qu'elles dépendent de l'homme pour leur nourriture depuis 10 000 ans ? Peut-on imaginer qu'elles se réadaptent à la vie sauvage ? Les animaux gagneraient donc en fait à ce que nous adoptions une attitude plus pragmatique, qui pourrait améliorer leur condition plus rapidement.

CHAPITRE 9

L'attitude pragmatique

On peut en effet élever les animaux autrement. C'était le cas autrefois et c'est encore possible aujourd'hui. Dans l'émission *Faut-il arrêter de manger les animaux ?*, diffusée sur France 5 le 28 février 2018, on voyait des cochons élevés en liberté par un éleveur américain – le pays qui a pourtant inventé l'élevage et l'abattage industriels –, gambadant heureux dans les champs. On voyait aussi des poules entrer et sortir librement des immenses hangars où elles pondent des milliers d'œufs. Elles étaient belles avec leur beau plumage roux brillant, elles n'étaient pas déplumées, respiraient la santé et n'avaient nulle crainte de l'homme, sautant même dans les bras du patron et se laissant caresser, alors qu'il n'est certainement pas celui qui les soigne au quotidien. Il ne reste qu'à espérer que la façon de les abattre lorsqu'elles ne pondront plus assez sera aussi douce. Dans certaines exploitations en France, les poules sont étourdies avant l'abattage par du gaz carbonique, ce qui évite qu'elles soient accrochées vivantes avant la saignée.

Des formes d'élevage plus respectueuses

On a vu aussi des bovins paissant paisiblement dans des prés herbus en Normandie. Des bovins heureux qui donneront de l'excellente viande, étant nourris de l'aliment auquel leur organisme est adapté : l'herbe. On a vu des fermiers intelligents qui font le choix d'élever leur bétail en liberté, dans de grands espaces, circulant entre les arbres, qui au besoin peuvent procurer un complément de feuilles, comme en Corse ou au Portugal, où l'agroforesterie se développe. On peut aussi croiser sur les routes de l'île de Beauté les cochons noirs de Corse qui vivent en liberté dans la forêt, se nourrissant de glands et de châtaignes.

Je partage mon temps entre Paris et la Franche-Comté, terre d'élevage. Lorsque j'y séjourne je fais presque chaque jour une grande marche dans la campagne où je longe des champs cultivés et des prés où paissent des bovins heureux. Ces modes d'élevage existent encore et devraient être encouragés. Intervenir à ce niveau fera plus et plus vite pour les bêtes que tenter de convaincre le monde entier de renoncer aux produits d'origine animale.

Les conditions d'abattage aussi peuvent être rendues plus douces, plus « humaines ». On a vu dans le même reportage de France 5 une éleveuse conduisant elle-même à l'abattoir, le veau accompagné de sa mère pour lui éviter le stress de la séparation. Il aurait certes mieux valu le laisser vivre, mais c'est la fonction de l'éleveur de produire de la viande. On a vu dans un petit abattoir, l'ouvrier appliquer avec calme et précision, sans précipitation et sans brutalité, n'étant pas soumis à la pression des cadences industrielles, le pistolet d'abattage qui fait perdre connaissance à l'animal. On a vu aussi en pays scandinave, le camion abattoir qui se rend à la ferme et qui évite à l'animal le stress du transport. Ce n'est évidemment pas compatible avec l'abattage industriel à grande échelle.

La plupart des humains sont dotés de sensibilité, ils éprouvent de l'empathie pour les animaux et n'ont aucun plaisir à les faire souffrir. L'inverse est une perversion, et il est probable que les employés des abattoirs industriels qui les maltraitent parfois souffrent de leur situation, accomplissent leur travail par nécessité pour gagner leur vie et ne dérapent que sous la pression des cadences et de l'ambiance sanglante dans laquelle ils sont obligés de travailler.

Il est bien compréhensible que les hommes et les femmes qui ne supportent pas la souffrance que l'on inflige aux animaux fassent le choix du véganisme. Cependant, pour la grande majorité de ceux qui ne sont pas disposés à s'y résoudre, ils peuvent agir à leur façon pour qu'on traite mieux les animaux, même s'ils acceptent de manger leur chair, leur lait et leurs œufs. Si la fin de l'abattage n'est pas pour demain, on peut agir pour améliorer les conditions dans lesquelles il se fait. Agir pour que les animaux ne soient plus considérés comme de la chair dont on évalue la production en équivalents carcasse, mais comme des êtres doués de sensibilité auxquels nous sommes obligés de donner la mort pour nous nourrir, comme toute la chaîne du vivant applique cette loi de nature, mais avec respect.

Nous trouvons normal, et c'est naturel, que le lion tue la gazelle pour se nourrir ou que le loup mange la brebis, car ils sont carnivores. Encore n'attrapent-ils leur proie qu'au terme d'une course éprouvante et pas toujours récompensée, et la brutalité de la mise à mort n'implique de leur part aucune cruauté, au sens où nous l'entendons. Par conséquent, si nous admettons également notre statut d'omnivores, il est tout aussi normal que nous ayons à tuer des animaux terrestres et marins pour nous nourrir. Or c'est un fait que nous sommes omnivores, comme l'attestent l'anatomie, la physiologie et la paléontologie, qui apportent la preuve que l'humain a toujours mangé de la viande et a évolué sur cette base depuis son origine. Ce qui pose problème, ce n'est pas que nous ayons à donner la mort pour nous nourrir, c'est la façon dont cela est fait de nos jours, dans les conditions de l'élevage et d'abattage industrielles, qui ont dévoyé le processus pour produire en abondance et à bon prix, au mépris du respect le plus élémentaire des animaux.

Pendant des millénaires, les produits de la chasse puis de l'élevage n'étaient pas abondants et se méritaient. Revenir aujourd'hui à la frugalité nous aiderait à ménager les conditions de vie des animaux en supprimant la notion de rendement, et en même temps à résoudre une partie de nos problèmes de santé et à réduire notre impact environnemental.

Le changement prendra du temps. Les premières publications sur la prise en considération des animaux datent des années 1960, avec la publication du livre *Animal Machines* par Ruth Harrison, puis toujours au Royaume-Uni, la création par le gouvernement du Farm Animal Welfare Advisory Committee, plus simplement connu sous le nom de Comité Brambell. Depuis, des progrès sont intervenus, mais ils sont encore bien insuffisants, les choses avancent lentement.

Les lois de protection des animaux existent, reste à les appliquer

En France, l'article 9 de la loi du 10 juillet 1976 relative à la protection de la nature précise que tout animal étant un être sensible « doit être placé par son propriétaire dans des conditions compatibles avec les impératifs biologiques de son espèce ». Tout est dit. Cela devrait suffire à proscrire les cages trop petites, l'enfermement permanent, les sols en béton et autres maltraitances car ce ne sont pas des conditions qui correspondent « aux impératifs biologiques » des animaux. Ils ont par nature besoin de bouger avec une certaine liberté.

Des règlements plus précis existent dans le Code rural. L'article R214-17, paragraphe 3 de ce code, stipule qu'il est interdit « de les placer et de les maintenir dans un habitat ou un environnement susceptible d'être, en raison de son exiguïté, de sa situation inappropriée aux conditions climatiques, supportables par l'espèce considérée, ou de l'inadaptation des matériels, installations ou agencements utilisés, une cause de souffrance, de blessures ou d'accidents ». Au paragraphe 4, qu'il est interdit « d'utiliser, sauf en cas de nécessité absolue, des dispositifs d'attache ou de contention ainsi que de clôture, des cages ou plus généralement tout mode de détention inadapté à l'espèce considérée ou de nature à provoquer des blessures ou des souffrances ».

Exiguïté, cause de souffrances et de blessures, cages inadaptées, caillebotis et sol en béton causes de boiterie, dispositifs de contention. Cet article ne permet-il pas à lui seul de remettre en cause l'habitat trop exigu et trop différent du sol naturel, des poules pondeuses et des cochons dans l'élevage industriel ?

L'article R214-52 paragraphe 3 stipule qu'il est interdit d'effectuer ou de faire effectuer un transport d'animaux vivants « si les dispositions convenables n'ont pas été prises pour que soient assurés en cours de transport, la nourriture, l'abreuvement et le repos des animaux, ainsi que le cas échéant, les soins qui pourront leur être nécessaires ». L'article R214-53 au paragraphe 2 rappelle l'interdiction « si les dispositions convenables n'ont pas été prises pour que soient éliminés les risques de blessures et les souffrances qui peuvent être évitées pendant le transport ». Or on nous dit que ces conditions ne sont pas toujours respectées. Commençons par faire pression sur l'administration pour qu'elle se donne les moyens de les faire respecter dans la réalité.

Enfin, l'article R214-70 stipule que l'étourdissement des animaux est obligatoire avant l'abattage ou la mise à mort, mais il précise les exceptions à la règle et notamment « si l'étourdissement n'est pas compatible avec la pratique de l'abattage rituel ». Et l'article R214-75 précise que « l'abattage rituel ne peut être effectué que par un sacrificateur habilité par les organismes religieux agréés, sur proposition du ministre de l'Intérieur, par le ministre chargé de l'Agriculture ».

Lors de l'abattage rituel, il arrive que l'animal reste conscient pendant plusieurs minutes avant de mourir. Pour éviter cela, on peut étourdir les animaux avant la saignée sans les tuer, puisque les rites religieux exigent que l'animal soit égorgé vivant, ou les étourdir tout de suite après la saignée sans attendre la mort. Ces procédures ont été mises en pratique dans d'autres pays avec l'accord des autorités religieuses. En Angleterre, la majorité des animaux sont étourdis avant la saignée rituelle, pourtant ce pays ne se prévaut pas en toutes circonstances de la référence à la laïcité comme nous le faisons.

Le paragraphe III de l'article R214-70 précise que l'autorisation est accordée aux abattoirs « justifiant... d'un système d'enregistrement permettant de vérifier si l'usage de la dérogation correspond à des commandes qui le nécessitent ». Autrement dit, l'abattoir doit fournir la preuve qu'il n'a été procédé à l'abattage rituel que pour satisfaire à des demandes spécifiques. Or il se dit que, dans certains abattoirs, pour aller plus vite, on saignerait tous les animaux sans étourdissement, et il se pourrait que nous ayons des chances de manger halal ou kasher sans le savoir et surtout que l'on multiplie le nombre d'animaux égorgés vivants. Si c'est vrai, voilà un domaine où les défenseurs des animaux pourraient exercer un recours.

Le rapport de l'Inra en 2008 sur la souffrance animale des animaux d'élevage

En 2008, ont eu lieu les Rencontres Animal-Société qui ont abouti à la production d'un rapport commandé à l'INRA par le ministère de l'Agriculture, de l'Alimentation et de la pêche conjointement avec le ministère de l'Enseignement supérieur et de la Recherche. Le rapport avait pour titre *Douleurs animales. Les identifier, les comprendre, les limiter chez les animaux d'élevage*. Ce rapport a été rédigé par une vingtaine d'experts (ingénieurs agricoles, neurophysiologistes, médecins, vétérinaires, pharmaciens, spécialistes de génétique et d'éthologie) appartenant à de prestigieuses institutions (INRA, AP-HP, Collège de France, CNRS, écoles vétérinaires)[1].

Le rapport a fait le constat de la souffrance des animaux liée aux conditions de l'élevage industriel. Le manque de place, les cages trop petites, l'entassement, les sols en caillebotis ou en ciment qui provoquent des boiteries. Les opérations douloureuses sans anesthésie, la castration des veaux et des cochons, l'écornage des veaux, la coupe de la queue des cochons, l'épointage des dents des porcelets à la pince, l'épointage du bec des volailles, la castration des chapons, comme les loupés de la chaîne d'abattage des ovins et des porcs du fait de la rapidité, et autres.

Le rapport fait aussi, comme il en avait mission, des propositions pour limiter la douleur. Il dit que la coupe de la queue n'est pas nécessaire lorsque les porcs sont élevés dans de bonnes conditions avec de la litière et non sur caillebotis. On voit bien sur les films que les cochons noirs de Corse comme les cochons américains élevés en liberté avaient leur queue. Les cochons élevés de façon naturelle ne s'entre-dévorent pas la queue.

Selon le rapport, l'arrêt de l'épointage des dents est envisageable sans problème majeur. D'ailleurs, il est interdit en élevage biologique. Il est possible que les morsures des mamelles de la truie soient dues en fait à un manque de lait pour une portée trop nombreuse. Dans ce cas, on pourrait faire adopter certains porcelets par une autre truie. En fait, il est tout simplement probable que la truie dans la nature n'a pas une portée aussi nombreuse et que les porcelets n'ayant pas à lutter pour accéder à la nourriture sont alors moins agressifs.

Le débecquage des volailles pourrait être évité avec certaines races ou mis en œuvre seulement en cas de piquage.

Il est interdit en Suède et en Norvège. Si les poules disposent d'un espace adapté et de liberté elles se battent moins.

Pour l'écornage des veaux, l'anesthésie locale rend l'opération moins douloureuse, elle est obligatoire en Suisse. Si les Suisses ont pu l'imposer, pourquoi pas nous ? En Suisse, la castration des porcelets se fait sous anesthésie.

Le rapport précise aussi qu'une meilleure conception des structures et des équipements permettrait d'éviter le recours à l'aiguillon et au bâton pour faire avancer les animaux à l'abattoir. Mais il paraît que l'aiguillon est interdit en France depuis 1959. Alors comment se fait-il qu'on puisse encore l'utiliser ? De meilleures conditions de travail dans la chaîne d'abattage seraient de nature à diminuer la souffrance des ouvriers et par voie de conséquence les dérapages violents. Il y a aussi une multitude de détails qui méritent attention, comme l'intervalle entre l'étourdissement et la saignée, l'entretien des électrodes d'électronarcose pour éviter les échecs, ou le bon positionnement du pistolet à mèche captive pour ne pas louper l'étourdissement.

Le rapport conclut avec un certain nombre de propositions pratiques. Il suggère par exemple de créer, comme en Suisse, des observatoires des pratiques d'élevage qui rendraient compte des pratiques existantes, des problèmes et des progrès réalisés. La mention codifiée des conditions d'élevage sur les produits permettrait au public d'exercer une pression indirecte sur la filière par ses choix. Le rapport suggère aussi qu'une simplification des réglementations serait utile. En effet, la multiplicité des réglementations actuelles entraîne un certain flou d'où résulte une grande variété de pratiques. Je ne sais pas combien de ces recommandations sont entrées en pratique depuis la publication de ce rapport.

Au total, les pratiques actuelles sont inacceptables. Mais penser qu'on les fera disparaître en invitant tout le monde à devenir végan n'est pas réaliste. Si cela s'avère possible un jour, il y faudra beaucoup de temps, plusieurs générations, et il est plus probable que les humains ne cesseront jamais de consommer de la viande, du poisson, des œufs et des laitages. Les défenseurs des animaux ont le grand mérite d'attirer l'attention sur le problème et on ne peut que les encourager à continuer. Mais il paraît plus réaliste, pour améliorer le bien-être des animaux à court terme, de militer pour déjà, dans un premier temps, faire appliquer les lois qui existent et à plus long terme pour les faire progresser.

Les avancées sur le bien-être animal

Les choses sont en train d'évoluer. En février 2018, l'Anses a publié un rapport sur le bien-être animal, destiné à établir les fondements qui serviront de base aux travaux de recherche et d'expertise à venir[2]. Ce rapport détaille les conditions du bien-être des animaux et fait même référence à sa dimension mentale ; un terme peu utilisé jusqu'à présent pour les animaux.

L'Union européenne s'est dotée d'un score permettant d'évaluer le bien-être des animaux dans les exploitations, fondé sur le projet Welfare Quality Research, qui inclut plusieurs critères ayant trait à la nourriture des animaux, aux conditions d'hébergement, à la santé et aux comportements.

À l'échelon mondial, l'Office international des épizooties (OIE), qui, comme son nom l'indique, était essentiellement en charge de la santé des animaux et des épidémies, a été rebaptisé en 2002 Organisation mondiale de la santé animale, avec une orientation plus marquée vers le bien-être et pas seulement la santé physique. Il est permis d'espérer que la similitude du titre avec l'Organisation mondiale de la santé ne soit pas que symbolique.

En France, en 2016, le ministère de l'Agriculture a mis en place un plan d'action prioritaire 2016-2020 en faveur du bien-être animal. Un récent ministre de l'Agriculture a manifesté la volonté de renforcer cette démarche en mettant en œuvre des moyens d'accompagnement des professionnels, de contrôle et de sanction[3]. Selon une étude de l'Union européenne, 94 % des citoyens européens se disent concernés par le problème de la souffrance des animaux, et la pression des consommateurs a déjà abouti à ce que plusieurs grandes surfaces se soient engagées à ne plus vendre d'œufs de poules élevées en batterie.

Le changement est en marche. Les moyens réglementaires susceptibles d'améliorer le bien-être des animaux d'élevage sont déjà nombreux. En fait, comme c'est souvent le cas, les règlements existent, mais ils ne sont pas toujours appliqués.

Le réformisme prôné par Louis Schweitzer, président de la Fondation droit animal, éthique et science, qui reconnaît lui-même manger de la viande, est plus réaliste que le point de vue du véganisme radical[4]. Imaginer que l'on puisse dans un avenir proche convertir 95 % de la population au véganisme et tirer un trait sur un secteur d'activité qui occupe une place de premier plan dans l'économie mondiale est utopique. En revanche, militer pour réformer les conditions d'élevage et d'abattage permettra par petites touches d'améliorer les conditions de vie et de mort des animaux de façon pragmatique et à plus court terme.

On peut exercer des pressions pour faire appliquer déjà les règlements qui existent, les faire évoluer et informer le consommateur des conditions d'élevage et d'abattage. On pourrait créer par exemple un label de bien-être animal fondé sur des critères bien définis et le proposer aux producteurs et aux distributeurs par analogie au Nutri-Score pour la qualité nutritionnelle. Il a fallu du temps et de l'opiniâtreté aux promoteurs du Nutri-Score pour aboutir à sa mise en pratique. Il en faudra peut-être encore plus pour un score de bien-être animal. Pourquoi pas un « Welfare-Score » (l'anglais étant à la mode et il faut bien le reconnaître, plus apte à faire des raccourcis) ? Certes, tous les producteurs et distributeurs n'y adhéreront pas immédiatement, mais la pression des consommateurs finira par les y amener. C'est chose faite pour les œufs. En Suisse il est interdit depuis peu d'ébouillanter les homards et de les transporter sur la glace. On n'interdit pas de les manger, mais on interdit de leur infliger une souffrance inutile. C'est pragmatique. Les consommateurs pourraient contribuer à améliorer la condition animale par le biais du Welfare-Score.

Une amélioration effective et pas trop lointaine des conditions de vie des animaux résultera de la conjonction des efforts des militants du véganisme qui suscitent la prise de conscience, des associations comme L214 qui portent à la connaissance du public les preuves de la maltraitance, et des réformistes qui peuvent travailler à des solutions pratiques.

La naissance d'un tel cercle vertueux pourrait être la solution la plus pragmatique et, partant, la plus efficace pour le bien-être animal.

QUATRIÈME PARTIE

Le futur

Il est osé de se risquer à faire des prévisions. Elles sont toujours en grande partie démenties par la réalité. Mais c'est le jeu. On peut se dire que la population humaine du globe va continuer à croître de façon exponentielle et que nous serons entre 9 et 10 milliards en 2050, mais que tout se passera bien. On peut rêver d'un monde où tous les humains seraient nourris correctement, où les « autres animaux » vivraient heureux, car nous aurions définitivement cessé de manger leur chair et de boire leur lait, sauf celui de quelques vaches, chèvres ou brebis, paissant dans une verte prairie, que quelques privilégiés partageraient avec les petits de ces mères, qui ne leur auraient pas été enlevés. Toutes les terres disponibles seraient partagées entre forêts abritant la faune sauvage, cultures destinées à l'alimentation des humains, quelques pâturages et les habitations d'humains pacifiques. Un monde dans lequel l'homme aurait modifié des plantes pour qu'elles produisent plus de protéines, plus de calcium, et, grâce à des gènes de poisson, du DHA. Et puisque l'homme a été capable d'adaptation au cours de l'évolution, puisque ceux qui se sont adonnés tôt à l'élevage ont acquis l'enzyme lactase qui leur confère la capacité de digérer le lait, alors que cela n'était pas prévu pour les mammifères par la nature, on peut penser que d'ici là l'homme aurait acquis la faculté de s'adapter à une alimentation entièrement végétale. La terre redeviendrait un jardin d'Éden, les hommes ne seraient plus cruels ni envers leurs semblables ni envers les animaux. Utopie !

Il est aussi possible que nous ne soyons que 5 ou 6 milliards au lieu de 10, voire moins. En effet, comme l'expliquait l'éthologue Desmond Morris dans son livre intitulé *Le Singe nu*, où il observait l'homme comme un autre singe au sommet de l'évolution, avec l'œil du zoologiste[1], lorsque la taille d'une colonie d'animaux vivant dans un lieu dont l'étendue est limitée devient trop importante et dépasse un certain seuil, des mécanismes de régulation se mettent en place. Les maladies épidémiques sévissent, les animaux tuent leurs petits, se battent et s'entre-tuent, ce qui aboutit à réguler la taille de la colonie. Les hommes feront-ils autrement ? Des maladies nouvelles provoquées par la promiscuité, la malnutrition des uns et la suralimentation des autres, la pollution des terres, des eaux et de l'air et les changements climatiques, l'apparition de germes résistants à tous les antibiotiques, de virus mutant à la vitesse de l'éclair, d'insectes vecteurs de maladies résistant à tous les insecticides pourraient décimer des pans entiers de populations. Quant aux guerres, on peut faire confiance aux hommes pour les rendre de plus en plus meurtrières. Les moyens qu'ils y consacrent n'ont pas de limites dans la recherche de l'efficacité. Alors peut-être, après l'holocauste l'humanité vivrait-elle le début d'une renaissance, sans conflits et le problème de la suffisance alimentaire ne se poserait plus.

Il se peut aussi que nous soyons très nombreux dans un monde dévasté par les effets du changement climatique, de la pollution, de la guerre et des inégalités. Les plus riches vivraient alors dans des territoires entourés de murs, sortes de vastes citadelles modernes, autonomes en énergie, en productions alimentaires hors sol et couvertes par d'immenses globes les mettant à l'abri de la pollution et des excès du climat. Ils seraient protégés par des armées de robots dépourvus de sentiment, notamment de tout altruisme, insensibles aux éléments comme à la détresse des humains, qui contrôleraient les autres hommes vivant misérablement dans des villes sans âme, et qui n'entreraient chaque jour dans la citadelle que pour accomplir les tâches subalternes. Jusqu'au jour où ils se révolteraient comme cela s'est toujours produit par le passé lorsque les inégalités étaient devenues insupportables !

Il se peut plus prosaïquement que nous soyons 10 milliards, vivant entassés dans d'immenses mégalopoles, avec des quartiers de pauvres et des quartiers de riches, des conflits permanents exacerbés par les afflux de migrants en provenance de régions dévastées par les effets du changement climatique et des guerres. Alors pour nourrir tout ce monde il faudra avoir trouvé d'autres solutions que les céréales et la viande. On pourra produire les indispensables protéines nécessaires en plus des protéines végétales, à partir de culture de tissus, d'algues, de microbes, ou plus probablement parce que cela semble plus simple et pas trop coûteux, par l'élevage des insectes.

CHAPITRE 10

Les insectes : avenir de l'homme ?

Les insectes ont toujours fait partie de l'alimentation de l'espèce humaine, depuis les temps préhistoriques et ils continuent d'y participer. On estime que de nos jours 2 milliards de personnes mangent des insectes dans plus de cent treize pays, et qu'il y a 1 900 à 2 000 espèces d'insectes consommables. On mange des insectes depuis toujours sur tous les continents, sauf peut-être en Europe. On en mange couramment en Afrique, en Asie et en Amérique latine. On mange les criquets et grillons, les chenilles, les termites, les pupes de ver à soie, les vers de farine, différentes larves de coléoptères et de mouches, les œufs de fourmis et d'autres encore.

En Asie, on aime particulièrement les pupes de ver à soie. Après avoir débobiné le fil du cocon pour tisser la soie, on recueille la larve qu'il contenait, réalisant ainsi une prouesse énergétique, puisque du cocon il ne reste aucun déchet. En Thaïlande, on produit des larves du charançon rouge du palmier et des criquets. Une enquête détaillée au Laos a montré que les gens consomment une vingtaine d'insectes différents. Ils y sont ramassés et revendus principalement par des femmes de façon traditionnelle. Comme la malnutrition est importante dans ce pays, on a suggéré de développer l'élevage des insectes[1].

En Afrique, ce sont les sauterelles, les termites et une chenille, appelée mopane, qui fournissent le plus fort contingent. Le marché de la chenille mopane représenterait plusieurs millions de dollars en Afrique du Sud. Les termites aussi sont parmi les insectes les plus consommés après les sauterelles. Elles sont consommées en Afrique, en Amérique du Sud, en Inde, en Indonésie et en Malaisie. Elles sont considérées comme également dotées de propriétés médicinales.

Les crickets sont appréciés dans nombre de pays d'Afrique, mais aussi dans des pays riches comme le Japon ou la Corée pour le plaisir gustatif. La sauterelle *Ruspolia differens*, connue sous les noms de senene ou senesene en Afrique, est largement consommée en Tanzanie, en Ouganda, au Kenya et en République démocratique du Congo. Cet insecte contient 44 % de protéines avec une bonne proportion d'acides aminés essentiels. Il apporte aussi de la vitamine A, du zinc, de l'acide folique et jusqu'à 16 % de l'oméga-3 acide alpha-linolénique[2]. Sa consommation fait partie de la tradition et constitue une part non négligeable de l'alimentation. Les sauterelles sont ramassées par les femmes et les enfants, mais on dit qu'en Ouganda elles n'ont pas le droit d'en manger car, selon la croyance, en manger les exposerait à faire des enfants dont la tête serait triangulaire comme celle de l'animal. Les ailes et les pattes sont retirées et les sauterelles sont préparées de diverses façons : cuites en soupe, grillées, fumées, frites ou séchées au soleil. On ne les mange pas crues, car on sait d'expérience que cela provoque des troubles digestifs, qui sont peut-être dus à la présence de microbes dans l'intestin.

Des qualités nutritionnelles démontrées

Les insectes sont riches en protéines, certains en contiennent plus que les viandes. En moyenne, ils contiennent 45 à 55 % de protéines et 40 à 57 % de lipides, du fer, des vitamines, du zinc, avec des différences selon les espèces. Certains contiennent même jusqu'à 80 % de leur poids sec en protéines et leur digestibilité est meilleure que celle des protéines végétales[3]. Il y en a qui sont plus riches en lipides que d'autres et ils contiennent aussi bien des graisses saturées que des graisses insaturées. On peut même influencer le type d'acides gras que les insectes produisent selon la nourriture qu'on leur donne, on peut par exemple augmenter la proportion d'oméga-3 en nourrissant les larves de mouches avec des déchets de poisson. Les insectes contiennent peu de glucides, ce qui permet d'apporter une bonne ration de protéines sans avoir à consommer beaucoup de glucides – et donc de calories – comme c'est le cas pour les céréales et les féculents.

Les insectes contiennent aussi de nombreuses vitamines et des antioxydants, caroténoïdes et flavonoïdes, dont la teneur peut varier selon l'alimentation dont ils disposent. Une équipe de chercheurs polonais a étudié le pouvoir antioxydant de trois types d'insectes disponibles pour l'alimentation humaine en Europe : le ver de farine, le criquet pèlerin et le grillon à ailes courtes. Ils ont constaté la présence en quantité de peptides antioxydants et anti-inflammatoires[4].

Une équipe de chercheurs tchèques a analysé la composition en nutriments de trois espèces couramment consommées à Sumatra, le ver de farine (*Tenebrio molitor*), le ver de farine géant (*Zophobas morio*) et le criquet des steppes (*Gryllus assimilis*). Dans cette île d'Indonésie, où 8 % de la population, soit environ 20 millions d'habitants, souffre de malnutrition, avec un régime essentiellement fait de riz, de légumes et de fruits, les insectes peuvent constituer un moyen efficace d'apporter des protéines de qualité[5]. La teneur en protéines des insectes analysés était de 46 à 56 %, plus que le bœuf ou le poulet, et la concentration en lipides de 31 à 35 %, incluant des oméga-6 et des oméga-3.

Une équipe de chercheurs anglais et japonais a étudié la valeur nutritionnelle d'insectes couramment consommés, comparés aux viandes et aux abats de bœuf, de porc et de poulet[6]. Ils ont constaté que tous les insectes ne contiennent pas les mêmes nutriments et qu'à ce titre on ne peut pas considérer « les insectes » dans leur ensemble, sans distinction comme un seul aliment. Le contenu en protéines varie d'une espèce à l'autre de 10 à 35 grammes pour 100 grammes, alors qu'il est plus homogène pour les viandes, de 17 à 21 %. Cette variabilité est retrouvée dans une autre étude, qui donne 7 à 48 %[7]. Certains comme le criquet, le ver de farine ou la pupe de ver à soie ont une qualité nutritionnelle comparable à la viande. D'autres apportent plus de calories, de graisses saturées et de sodium, autant d'éléments peu recommandés pour la population européenne plutôt confrontée à la surcharge qu'au manque. En revanche, les insectes riches en nutriments peuvent présenter plus d'intérêt dans les pays où sévit la malnutrition. La composition en acides aminés varie selon les espèces, et les acides aminés limitants (ceux qui manquent) sont différents d'une espèce à l'autre. Les acides aminés limitants les plus importants sont le tryptophane, la cystéine et la lysine, dont on sait l'importance pour la synthèse du muscle. Cependant certains insectes comme les termites contiennent pratiquement tous les acides aminés essentiels.

Un autre point qui mérite considération est que la digestibilité des protéines des insectes est globalement inférieure à celle des protéines du lait, encore qu'elle varie selon le type d'insecte, mais, de toute façon, elle est meilleure que celle des protéines végétales. Il faudra encore d'autres études, pour affiner la connaissance et déterminer quels insectes seraient les plus aptes à constituer le complément alimentaire idéal, qui permettrait de vaincre la faim dans le monde.

De nombreux avantages et quelques inconvénients

À ces qualités nutritionnelles remarquables, les insectes ajoutent un impact environnemental beaucoup moins important que celui de la production de viande ou de lait. Ils ne ruminent pas et ne rotent pas du méthane, ils se contentent de peu, il faut moins de surface de terre pour les produire, ils s'accommodent de la promiscuité, on peut les entasser dans des boîtes superposées. Ils ne boivent pas, l'eau contenue dans les aliments leur suffit. Ils sont dix fois plus efficaces que le bœuf pour transformer la biomasse végétale en biomasse animale. Pour produire la même quantité de protéines, les insectes demandent dix fois moins de nourriture que le bœuf et moitié moins que le cochon ou le poulet – un rendement hors du commun. En plus, dans les insectes, il y a peu de pertes par rapport à la masse corporelle, on mange pratiquement tout, sauf les ailes de ceux qui en ont. Dans les vers de farine et autres larves on mange tout, alors que les pertes liées à la carcasse chez les mammifères et les volailles sont importantes. Par conséquent, remplacer en partie ou en totalité les protéines végétales, et plus encore les protéines animales, par les insectes devrait permettre de contribuer efficacement, et en même temps, à la lutte contre la faim dans le monde et à la lutte contre le changement climatique.

Les seuls inconvénients que l'on connaisse à la consommation des insectes à l'heure actuelle sont des risques d'infections microbiennes, des risques d'allergies et la présence possible de substances chimiques. En effet, leur intestin contient des microbes – bactéries, levures et moisissures[8]. Les Africains, qui consomment des grillons depuis des temps immémoriaux, savent qu'il ne faut pas les manger crus, car cela peut provoquer des troubles intestinaux. Ils les préparent de diverses façons, ce qui contribue à les rendre plus digestes et plus appétissants.

Andrea Osimani et ses collègues, de l'Université d'Ancône en Italie, ont étudié 40 échantillons de vers de farine provenant de pays d'Europe et hors d'Europe. Ils ont comme d'autres, constaté la présence de bactéries, aussi bien dans les produits frais que de façon plus surprenante dans les vers préparés pour la consommation. Ils ont également mis en évidence une quantité importante de gènes de résistance à de nombreux antibiotiques[9]. Nous n'en avons pas fini avec les conséquences de l'utilisation inconsidérée des antibiotiques, le problème persistera même avec l'élevage des insectes.

Un autre problème est le risque d'allergie. Certains peptides peuvent en provoquer, notamment chez des sujets qui ont déjà des allergies aux crustacés. Il est aussi possible que les personnes qui travaillent à cette industrie développent des allergies au contact quotidien avec les insectes ou les produits dérivés[10].

Ces bestioles contiennent aussi des substances chimiques qui peuvent être toxiques. Comme tous les organismes vivants ils sont exposés à emmagasiner des polluants divers provenant de l'environnement, nitrites, nitrates, agents soufrés, pesticides, fongicides, fertilisants, métaux toxiques et autres. Cependant, les conditions d'élevage des insectes destinés à la consommation devraient permettre d'éviter les contaminations constatées dans la nature.

Les insectes sont déjà produits et commercialisés en petite quantité dans plusieurs pays européens, dont la France. Cependant, si quelques amateurs dégustent des vers de farine ou des grillons comme tels, pour le moment, l'appétence à leur égard ne paraît pas trop forte et on pourrait même parler, sans crainte de se tromper, de réticence, voire de répugnance. On peut donc augurer que progressivement on les introduira plutôt sous forme de poudre ou de farine dans des préparations pour augmenter la teneur en protéines.

On peut prévoir que l'élevage des insectes est appelé à jouer un rôle important dans les dispositions qui devront être prises dans un avenir proche pour faire face au besoin de protéines de qualité pour une population mondiale en forte croissance, et en même temps contribuer à la réduction des émissions de gaz à effet de serre. La recherche permettra de sélectionner les espèces les plus adaptées pour procurer un apport de protéines idéal et des oméga-3, de mettre au point des techniques d'élevage autorisant l'obtention de produits aussi digestes que possible et contenant le moins possible d'allergènes, de microbes, de polluants et de gènes de résistance aux antibiotiques.

Quant à faire accepter largement la consommation des insectes par les Occidentaux, cela demandera certainement beaucoup de travail, car nous mangeons aussi en fonction de nos habitudes culturelles. Pourtant, nous mangeons bien d'autres arthropodes comme les crevettes et même des bêtes gluantes comme les escargots. Il est probable que des préparations industrielles enrichies en protéines d'insectes seront mieux acceptées par la majorité des Occidentaux que des insectes entiers, qui seront présentés plutôt comme amuse-bouche pour ceux qui apprécient, que comme plats de résistance.

Yoo-sun Park et ses collègues, de l'Université Kunkuk de Séoul, ont préparé un pâté fait d'un mélange de viande de porc hachée et de graisse qu'ils ont additionné de proportions différentes de poudre de ver à soie (5, 10 et 15 %). Ils ont constaté que plus on en met, plus on augmente la teneur en protéines et plus on améliore aussi la texture[11].

Les insectes sont donc promis à un avenir certain dans notre alimentation, s'il est permis de s'exprimer ainsi, car ils n'en demandent pas tant. Il reste encore à voir quelle sera la position des végans sur ce point. L'exploitation de ces animaux est-elle acceptable ? Les abeilles, les fourmis ou les termites ne sont pas des formes de vie moins évoluées que les poules ou les poissons. Tous les animaux sont parvenus au même niveau d'évolution, ils ont simplement évolué de façon différente de ceux que nous considérons comme « supérieurs ». Alors la question se posera probablement.

Conclusion

Diminuer la consommation de viande rouge est bénéfique, tant pour la santé que pour l'environnement. Franchir un pas de plus et devenir végétarien ? Pourquoi pas, si l'on prend le soin de s'informer sérieusement pour éviter les principaux risques de carences, notamment en vitamine B12 ? Cette dernière touche en effet entre un tiers et la moitié des végétariens, mais il est facile d'y remédier en prenant régulièrement des comprimés.

Le manque de calcium n'est pas un problème si l'on adopte le modèle lacto-végétarien. De même, il n'y a pas de risque de manquer de DHA en optant pour le pesco-végétarien. Ce régime apparaît même très protecteur dans plusieurs études. Finalement, le régime flexitarien est celui qui permet de bénéficier des avantages offerts par une consommation de viande modérée et en même temps d'éviter les carences de la façon la plus simple qui soit.

Par contre, il faut prendre garde de ne pas se borner à simplement supprimer la viande, sans acquérir les connaissances indispensables. Si devenir végétarien consiste tout bonnement à n'acheter au supermarché que des produits sans viande et à baser son alimentation sur les pâtes, le riz, les pizzas et les biscuits, on s'expose à des déconvenues. Devenir végétarien, cela ne s'improvise pas. Il faut apprendre à connaître les aliments de nature végétale qui apportent les nutriments essentiels en quantité et en variété suffisantes.

Franchir un pas de plus et devenir végétalien est encore plus contraignant et demande une connaissance encore plus approfondie pour éviter les carences, car ce régime est fort éloigné du régime omnivore auquel notre organisme est adapté. Cela s'improvise encore moins ! La carence en B12 touche 70 à 90 % des végétaliens, le risque de fractures par ostéoporose est majoré de 30 % et, selon l'étude NutriNet-santé, 15 % des végétariens et 27 % des végétaliens – un sur quatre – avaient un apport de protéines inférieur aux recommandations du Programme national Nutrition-Santé.

D'ailleurs, les végétaliens ne sont pas en meilleure santé que les végétariens. Ils ne sont pas moins exposés à l'infarctus ni au diabète, et la mortalité des différents groupes de végétariens (entre 3,5 et 4 %) n'est pas différente de celle des omnivores (3,2 %). Souvent, le mieux est l'ennemi du bien et franchir le pas qui sépare le végétarisme du végétalisme n'apporte pas d'avantage en termes de santé, et comporte plus de risques de carences.

Alors, il convient de se poser la question de savoir pourquoi on veut devenir végétalien. Si c'est pour la santé, pour faire mieux que de renoncer à la viande ou d'en réduire simplement la consommation, on se trompe, comme nous venons de le voir. Mais il y a d'autres raisons de vouloir devenir végétalien. Ce peut être par souci de réduire notre empreinte environnementale, de contribuer à favoriser une redistribution plus équitable de la nourriture à l'humanité, ou pour le bien-être des animaux.

Pour réduire l'empreinte environnementale et produire de façon plus équitable et durable, en satisfaisant nos besoins en protéines, nous avons vu que les végétaux ne sont pas toujours la meilleure solution. En effet, si on fait référence à l'apport en quantité suffisante des acides aminés essentiels, l'impact environnemental des produits végétaux n'est pas aussi modéré qu'on le dit couramment, car on ne remplace pas gramme pour gramme les acides aminés d'origine animale, par des acides aminés provenant des plantes. Nous avons vu que diminuer de moitié la consommation de viande rouge, la remplacer plus souvent par le poulet, les œufs et les laitages, permet de réduire considérablement l'impact environnemental. Ici encore le régime flexitarien est un moyen terme satisfaisant, qui permet à la fois d'éviter les carences et de réduire l'impact environnemental.

On peut réduire considérablement notre empreinte environnementale en diminuant de moitié la consommation de viande en remplaçant plus souvent le bœuf par le poulet, en améliorant les méthodes d'élevage et de pêche et en réduisant les pertes et le gaspillage. Un tiers des aliments produits est gâché du fait des pertes au cours de la production et du gaspillage à la consommation. La marge de progrès en ce domaine est considérable.

En outre, il faut considérer que le secteur de l'alimentation ne sera pas le seul à faire un effort pour la réduction des gaz à effet de serre. Il doit y contribuer, mais tous les autres secteurs d'activité – logement, habillement, transports, tourisme, industrie et production d'énergie –, grâce au progrès technique, apporteront aussi leur contribution. Décider qu'il faut abandonner totalement la consommation de viande, de poisson et de laitages en raison de leur impact environnemental serait aussi absurde que décider que l'on ne doit plus se déplacer qu'à bicyclette ou à cheval en raison de l'impact des transports motorisés. La réalité est que tous les secteurs d'activité devront faire des efforts d'adaptation.

Une autre motivation importante des végétaliens est la compassion pour les animaux. Il est tout à fait compréhensible et respectable de vouloir s'opposer à la maltraitance des animaux. C'est une noble cause, qui mérite d'être défendue. Militer pour faire prendre conscience de leur souffrance est utile, car le rôle de l'opinion publique dans ce type de problèmes est d'une importance capitale. Mais croire que l'on pourrait changer les habitudes de milliards d'humains pour en faire des végétaliens dans des délais relativement courts, est utopique. Comment imaginer que l'on puisse s'opposer avec succès aux habitudes, aux goûts, aux traditions et plus encore aux intérêts économiques en jeu qui sont gigantesques, dans des délais raisonnables, même de l'ordre d'une ou deux générations ? Il est plus réaliste de militer activement pour amener les pouvoirs publics à faire appliquer les règlements qui existent déjà. Dans un premier temps ce serait déjà beaucoup. D'autres pays l'on fait, nous pouvons le faire. Cela prendra du temps, mais moins que de parvenir à convertir tous les humains au véganisme. Et, en même temps, œuvrer pour sensibiliser les populations et travailler à faire modifier les lois existantes dans un sens encore plus protecteur pour les animaux. C'est un vrai sujet politique – au sens noble du terme – qui mérite d'être traité comme tel et non par des solutions utopiques.

Enfin, pour fournir dans l'avenir à tous les humains une alimentation permettant de satisfaire les besoins nutritionnels indispensables, il est possible que la solution passe aussi par le développement de l'élevage des insectes et la recherche sur les problèmes sanitaires en suspens, comme sur les façons de les accommoder qui seraient acceptables pour tous. Si on y parvient, on réduira encore plus la consommation de viande et son impact environnemental, tout en se donnant les moyens de faire reculer efficacement la faim dans le monde.

Notes

INTRODUCTION
Le dilemme

1. Pélissier E., *La brioche tue plus que le cholestérol*, Paris, Odile Jacob, 2012.

PREMIÈRE PARTIE
Quelle alimentation choisir pour protéger notre santé ?

CHAPITRE 1
Petite histoire de notre alimentation

1. Picq P., *Les Origines de l'homme. L'odyssée de l'espèce*, Paris, Tallandier, 2005. Delluc B., Delluc G., *La Vie des hommes de la préhistoire*, Rennes, Ouest-France, 2003.
2. Halsted C. H., Go V. L. W., « Nutrition and gastrointestinal diseases », *in* Korenman S. (éd.), *Atlas of Clinical Endocrinology*, vol. 5 : Heber D. (éd.), *Human Nutrition and Obesity*, Philadelphie, Wiley-Blackwell, 2000.

CHAPITRE 2

Qui des végétariens ou des omnivores est en meilleure santé ?

1. Orlich M. J., Fraser G. E., « Vegetarian diets in the Adventist Health Study 2 : A review of initial published findings », *Am. J. Clin. Nutr.*, 2014, 100 (suppl.), p. 353S-358S.
2. Allès B., Baudry J., Méjean C. *et al.*, « Comparison of sociodemographic and nutritional characteristics between self-reported vegetarians, vegans, and meat-eaters from the NutriNet-Santé Study », *Nutrients*, 2017, 9, p. 1023.
3. Key T. J., Appleby P. N., Crowe F. L. *et al.*, « Cancer in British vegetarians : Updated analyses of 4 998 incident cancers in a cohort of 32 491 meat eaters, 8 612 fish eaters, 18 298 vegetarians, and 2 246 vegans », *Am. J. Clin. Nutr.*, 2014, 100 (suppl.), p. 378S–385S.
4. Le L. T., Sabaté J., « Beyond meatless, the health effects of vegan diets : Findings from the adventist cohorts », *Nutrients*, 2014, 6, p. 2131-2147.
5. Gilsing A. M., Weijenberg M. P., Goldbohm R. A. *et al.*, « The Netherlands Cohort Study-Meat Investigation Cohort : A population-based cohort over-represented with vegetarians, pescetarians and low meat consumers », *Nutr. J.*, 2013, 12, p. 156.
6. Derbyshire E. J., « Flexitarian diets and health : A review of the evidence-based literature », *Front. Nutr.*, 2017, 3, p. 55.

CHAPITRE 3

Les bienfaits des régimes végétariens

1. Huang R. Y., Huang C. C., Hu F. B *et al.*, « Vegetarian diets and weight reduction : A meta-analysis of randomized controlled trials », *J. Gen. Intern. Med.*, 2015, 31, p. 109-116.
2. Japas C., Knutsenb S., Dehomb S. *et al.*, « Body mass index gain between ages 20-40 years and lifestyle characteristics of men at ages 40-60 years : The Adventist Health Study-2 », *Obes. Res. Clin. Pract.*, 2014, 8, e549-e557.
3. https://ciqual.anses.fr.
4. Orlich M. J., Fraser G. E., « Vegetarian diets in the Adventist Health Study 2 : A review of initial published findings », art. cit.
5. Flegal K. M. *et al.*, « Association of all-cause mortality with overweight and obesity using standard body mass index categories : A systematic review and meta-analysis, *JAMA*, 2013, 309, p. 71-82.

6. Bradbury K. E., Crowe . FL., Appleby P. N. *et al.,* « Serum concentrations of cholesterol, apolipoprotein A-I, and apolipoprotein B in a total of 1 694 meat-eaters, fish-eaters, vegetarians, and vegans », *Eur. J. Clin. Nutr.*, 2014, 68, p. 178-183.
7. Wang F., Zheng J., Yang B. *et al.*, « Effects of vegetarian diets on blood lipids : A systematic review and meta-analysis of randomized controlled trials », *J. Am. Heart Assoc.*, 2015, 4, e002408.
8. Pettersen B. J., Anousheh R., Fan J. *et al.*, « Vegetarian diets and blood pressure among white subjects : Results from the Adventist Health Study-2 (AHS-2) », *Public Health Nutr.*, 2012, 15, p. 1909-1916.
9. O'Connor L. E., Kim J. E, Campbell W. W., « Total red meat intake of 0.5 servings/d does not negatively influence cardiovascular disease risk factors: a systemically searched meta-analysis of randomized controlled trials », *Am. J. Clin. Nutr.*, 105, p. 57-69.
10. Crowe F. L., Appleby P. N., Travis R. C., Key T. J., « Risk of hospitalization or death from ischemic heart disease among British vegetarians and nonvegetarians : Results from the EPIC-Oxford cohort study », *Am. J. Clin. Nutr.*, 2013, 97, p. 597-603.
11. Le L. T., Sabaté J., « Beyond meatless, the health effects of vegan diets : findings from the adventist cohorts », art. cit.
12. Rizzo N. S., Sabaté J., Jaceldo-Siegl K. *et al.,* « Vegetarian dietary patterns are associated with a lower risk of metabolic syndrome. The adventist health study 2 », *Diabetes Care*, 2011, 34, p. 1225-1227.
13. Pélissier E., *La Vérité sur le sucre et les édulcorant,* Paris, Odile Jacob, 2013.
14. Satija A., Bhupathiraju S. N., Rimm E. B. *et al.*, « Plant-based dietary patterns and incidence of type 2 diabetes in US men and women : Results from three prospective cohort studies », *PLoS Med*, 2016, 13, e1002039.
15. Agrawal S., Millett C. J., Dhillon P. K. *et al.*, « Type of vegetarian diet, obesity and diabetes in adult Indian population », *Nutrition Journal*, 2014, 13, p. 89.
16. Key T. J., Appleby P. N., Crowe F. L. *et al.*, ., « Cancer in British vegetarians : Updated analyses of 4 998 incident cancers in a cohort of 32 491 meat eaters, 8 612 fish eaters, 18 298 vegetarians, and 2 246 vegans », art. cit.
17. Le L. T., Sabaté J., « Beyond meatless, the health effects of vegan diets : findings from the adventist cohorts », art. cit.
18. Gathani T., Barnes I., Ali R. *et al.*, « Lifelong vegetarianism and breast cancer risk : A large multicentre case control study in India », *BMC Women's Health*, 2017, 17, p. 6.
19. Penniecook-Sawyers J. A., Jaceldo-Siegl K., Fan J. *et al.*, « Vegetarian dietary patterns and the risk of breast cancer in a low-risk population », *Br. J. Nutr.,* 2016, 115, p. 1790-1797.

20. Godos J., Bella F., Sciacca S. *et al.*, « Vegetarianism and breast, colorectal and prostate cancer risk : An overview and meta-analysis of cohort studies », *J. Hum. Nutr. Diet.*, 2017, 30, p. 349-359.
21. Orlich M. J., Singh P. N., Sabaté J. *et al.*, « Vegetarian dietary patterns and the risk of colorectal cancers », *JAMA Intern. Med.*, 2015, 175, p. 767-776.
22. Orlich M. J., Fraser G. E., « Vegetarian diets in the Adventist Health Study 2 : A review of initial published findings », art. cit.
23. Key T. J., Appleby P. N., Spencer E. A *et al.*, « Mortality in British vegetarians : Results from the European Prospective Investigation into Cancer and Nutrition (EPIC-Oxford) », *Am. J. Clin. Nutr.*, 2009, 89 (suppl.), p. 1613S-1619S.
24. Le L. T., Sabaté J., « Beyond meatless, the health effects of vegan diets : Findings from the adventist cohorts », art. cit.
25. Orlich M. J., Fraser G. E., « Vegetarian diets in the Adventist Health Study 2: A review of initial published findings », art. cit.
26. Choi S. H., Oh D. J., Kwon K. H. *et al.*, « A vegetarian diet does not protect against nonalcoholic fatty liver disease (NAFLD) : A cross-sectional study between Buddhist priests and the general population », *Turk. J. Gastroenterol.*, 2015, 26, p. 336-343.
27. Leitzmann C., « Vegetarian nutrition : Past, present, future », *Am. J. Clin. Nutr.*, 2014, 100 (suppl.), p. 496S-502S.

CHAPITRE 4

Les régimes végétariens et les risques de carence

1. Marsh K. A., Munn E. A., Baines S. K., « Protein and vegetarian diets », *Med. J. Aust.*, 2013, 199 (suppl. 4), p. S7-S10.
2. *Proteins and amino acid requirements in human nutrition : Report of a joint WHO/FAO/UNU expert consultation*, OMS, 2007.
3. Courtney-Martin G., Ball R. O., Pencharz P. B., Elango R., « Protein requirements during aging », *Nutrients*, 2016, 8, p. 492.
4. Baum J. I., Kim I. Y., Wolfe R. R., « Protein consumption and the elderly : What is the optimal level of intake ? », *Nutrients*, 2016, 8, p. 359.
5. Martone A. M., Marzetti E., Calvani R. *et al.*, « Exercise and protein intake : A synergistic approach against Sarcopenia », *BioMed. Research International*, 2017, article ID 2672435.
6. Jäger R., Kerksick C. M., Campbell B. I. *et al.*, « International Society of Sports Nutrition position stand : Protein and exercise », *J. Internat. Soc. Sports Nutrition*, 2017, 14, p. 20.

7. Sobiecki J. G., Appleby P. N., Bradbury K. E., Key T. J., « High compliance with dietary recommendations in a cohort of meat eaters, fish eaters, vegetarians, and vegans : Results from the European Prospective Investigation into Cancer and Nutrition-Oxford Study », *Nutr. Res.*, 2016, 36, p. 464-477.
8. Kristensen N. B., Madsen M. L., Hansen T. H. *et al.*, « Intake of macro- and micronutrients in Danish vegans », *Nutrition Journal*, 2015, 14, p. 115.
9. https://ciqual.anses.fr.
10. Biesiekierski J. R., « What is gluten ? », *J. Gastroenterol. Hepatol.*, 2017, 32 (suppl. 1), p. 78-81.
11. Rogerson D., « Vegan diets : Practical advice for athletes and exercisers », *J. Internat. Soc. Sports Nutrition*, 2017, 14, p. 36.
12. Pawlak R., Bell K., « Iron status of vegetarian children : A review of literature », *Ann. Nutr. Metab.*, 2017, 70, p. 88-99.
13. Haider L. M., Schwingshackl L., Hoffmann G., Ekmekcioglu C., « The effect of vegetarian diets on iron status in adults : A systematic review and meta-analysis », *Critical Reviews in Food Science and Nutrition*, 2018, 58, p. 1359-1374.
14. Gibson R. S., Heath A. L., Szymlek-Gay E. A., « Is iron and zinc nutrition a concern for vegetarian infants and young children in industrialized countries ? », *Am. J. Clin. Nutr.*, 2014, 100 (suppl. 1), p. 459S-468S.
15. Naik S., Bhide V., Babhulkar A. *et al.*, « Daily milk intake improves vitamin B-12 status in young vegetarian Indians : An intervention trial », *Nutrition Journal*, 2013, 12, p. 136.
16. Woo K. S., Kwok T. C. Y., Celermajer D. S., « Vegan diet, subnormal vitamin B-12 status and cardiovascular health », *Nutrients*, 2014, 6, p. 3259-3273.
17. Pawlak R., Bell K., « Iron status of vegetarian children : A review of literature », art. cit.
18. Gilsing A. M. J., Crowe F. L., Lloyd-Wright Z. *et al.*, « Serum concentrations of vitamin B12 and folate in British male omnivores, vegetarians, and vegans : Results from a crosssectional analysis of the EPIC-Oxford cohort study », *Eur. J. Clin. Nutr.*, 2010, 64, p. 933-939.
19. Waldmann A., Koschizke J. W., Leitzmann C., Hahn A., « German vegan study : Diet, life-style factors, and cardiovascular risk profile », *Ann. Nutr. Metab.*, 2005, 49, p. 366-372.
20. Dhananjaya S., Manjunatha N., Manjunatha R. *et al.*, « Dietary deficiency of cobalamin presented solely as schizoaffective disorder in a lacto-vegetarian adolescent », *Indian J. Psychol. Med.*, 2015, 37, p. 339-341.
21. Van Dusseldorp M., Schneede J., Refsum H. *et al.*, « Risk of persistent cobalamin deficiency in adolescents fed a macrobiotic diet in early life », *Am. J. Clin. Nutr.*, 1999, 69, p. 664-671.

22. Kocaoglu C., Akin F., Çaksen H. *et al.*, « Cerebral atrophy in a vitamin B12-deficient infant of a vegetarian other », *J. Health Popul. Nutr.*, 2014, 32, p. 367-371.
23. Goraya J. S., Kaur S., Mehra B., « Neurology of nutritional vitamin B12 deficiency in infants : Case series from india and literature review », *J. Child Neurol.*, 2015, 30, p. 1831-1837.
24. Biyani S., Jha S. K., Pandey S., Shukla R., « Acute bilateral useless hand syndrome: a rare presenting manifestation of vitamin B12 deficiency », *BMJ Case Rep.*, 2015, doi:10.1136/bcr-2015-210067.
25. Azenha C., Costa J. F., Fonseca P., « You are what you eat : Ophthalmological manifestations of severe B12 deficiency », *BMJ Case Rep.*, 2017, doi:10.1136/bcr-2016-218558.
26. *Le Quotidien du médecin*, 24 avril 2017.
27. Watanabe F., Yabuta Y., Bito T., Teng F., « Vitamin B12-containing plant food sources for vegetarians », *Nutrients*, 2014, 6, p. 1861-1873.
28. Davis B. C., Kris-Etherton P. M., « Achieving optimal essential fatty acid status in vegetarians : Current knowledge and practical implications », *Am. J. Clin. Nutr.*, 2003, 78 (suppl.), p. 640S-646S.
29. « Acides gras de la famille oméga-3 et système cardio-vasculaire : intérêt nutritionnel et allégations », https://www.anses.fr/en/system/files/NUT-Ra-omega3.pdf.
30. AFFSA, « Avis de l'Agence française de sécurité sanitaire des aliments relatif aux bénéfices/risques liés à la consommation de poisson », juin 2010.
31. Sanders T. A. B., « Plant compared with marine n-3 fatty acid effects on cardiovascular risk factors and outcomes : what is the verdict ? », *Am. J. Clin. Nutr.*, 2014, 100 (suppl.), p. 453S-458S.
32. Harris W. S., « Achieving optimal n-3 fatty acid status : The vegetarian's challenge… or not », *Am. J. Clin. Nutr.*, 2014, 100 (suppl.), p. 449S-452S.
33. Davis B. C., Kris-Etherton P. M., « Achieving optimal essential fatty acid status in vegetarians: current knowledge and practical implications », *Am. J. Clin. Nutr.*, 2003, 78 (suppl.), p. 640S-646S.
34. Sarter B., Kelsey K. S., Schwartz T. A., Harris W. S., « Blood docosahexaenoic acid and eicosapentaenoic acid in vegans : Associations with age and gender and effects of an algal-derived omega-3 fatty acid supplement », *Clinic. Nutr.*, 2015, 34, p. 212-218.
35. Stonehouse W., « Does consumption of LC omega-3 PUFA enhance cognitive performance in healthy school-aged children and throughout adulthood ? Evidence from clinical trials », *Nutrients*, 2014, 6, p. 2730-2758.
36. Appleby P., Roddam A., Allen N., Key T., « Comparative fracture risk in vegetarians and nonvegetarians in EPIC-Oxford. », *Eur. J. Clin. Nutr.*, 2007, 61, p. 1400-1406.

37. Lousuebsakul-Matthews V., Thorpe D. L., Knutsen R. *et al.*, « Legumes and meat analogues consumption are associated with hip fracture risk independently of meat intake among Caucasian men and women : The Adventist Health Study-2 », *Public Health Nutr.*, 2014, 17, p. 2333-2343.
38. Weaver C. M., « Should dairy be recommended as part of a healthy vegetarian diet ? », *J. Clin. Nutr.*, 2009, 89 (suppl.), p. 1634S-1637S.
39. Mangels A. R., « Bone nutrients for vegetarians », *Am. J. Clin. Nutr.*, 2014, 100 (suppl.), p. 469S-475S.
40. Lousuebsakul-Matthews V., Thorpe DL., Knutsen R. *et al.*, « Legumes and meat analogues consumption are associated with hip fracture risk independently of meat intake among Caucasian men and women : The Adventist Health Study-2 », art. cit.
41. Vermeer C., Theuvissen E., « Vitamin K, osteoporosis and degenerative diseases of aging », *Menopause Int.*, 2011, 17, p. 19-23.
42. Shea M. K., Holden R. M., « Vitamin K status and vascular calcification : Evidence from observational and clinical studies », *Adv. Nutr.*, 2012, 3, p. 158-165.
43. Wimalawansa S. J., « Vitamin D in the new millennium », *Curr. Osteoporos. Rep.*, 2012, 10, p. 4-15.
44. Lightowler H. J., Davies G. J., « Assessment of iodine intake in vegans : Weighed dietary record vs duplicate portion technique », *Europ. J. Clinic. Nutr.*, 2002, 56, p. 765-770.
45. Sobiecki J. G., Appleby P. N., Bradburry K. E., Key T. J., « High compliance with dietary recommendations in a cohort of meat eaters, fish eaters, vegetarians, and vegans : Results from the European Prospective Investigation into Cancer and Nutrition-Oxford Study. », art.cit.
46. Kristensen N. B., Madsen M. L., Hansen T. H. *et al.*, « Intake of macro- and micronutrients in Danish vegans », art. cit.

CHAPITRE 5

Alors, être ou ne pas être végétarien ?

1. Le L. T., Sabaté J., « Beyond meatless, the health effects of vegan diets : Findings from the adventist cohorts », art. cit.
2. Orlich M. J., Fraser G. E., « Vegetarian diets in the Adventist Health Study 2 : A review of initial published findings », art. cit.
3. Key T. J., Appleby P. N., Crowe F. L. *et al.* « Cancer in British vegetarians : Updated analyses of 4 998 incident cancers in a cohort of 32 491 meat eaters, 8 612 fish eaters, 18 298 vegetarians, and 2 246 vegans », art. cit.
4. Pélissier E., *Les Recettes scientifiques de la longévité heureuse,* Paris, Odile Jacob, 2015.

DEUXIÈME PARTIE

Devrons-nous devenir végétariens pour protéger l'environnement ?

CHAPITRE 6

Les conséquences environnementales des régimes omnivores

1. Chiu T. H. T., Lin C. L., « Ethical management of food systems : Plant-based diet as a holistic approach », *Asia Pac. J. Clin. Nutr.*, 2009, 18, p. 647-653.
2. Pimentel D., Pimentel M., « Sustainability of meat-based and plant-based diets and the environment », *Am. J. Clin. Nutr.*, 2003, 78 (suppl.), p. 660S-663S.
3. *Assessing the Environmental Impacts of Consumption and Production : Priority Products and Materials*, 2010, UNEP, http://www.unep.fr/shared/publications/pdf/DTIx1262xPA-PriorityProductsAndMaterials_Report.pdf.
4. Flachowsky G., Meyer U., Südekum K. H., « Land use for edible protein of animal origin – A review », *Animals*, 2017, 7, p. 25.
5. Sabaté J., Soret S., « Sustainability of plant-based diets : Back to the future », *Am. J. Clin. Nutr.*, 2014, 100 (suppl.), p. 476S-482S.

CHAPITRE 7

Abandonner la viande pour diviser l'impact écologique... l'équation n'est pas si simple

1. Elmadfa I., Meyer A. L., « Animal proteins as important contributors to a healthy human diet », *Annu. Rev. Anim. Biosci.*, 2017, 5, p. 111-131.
2. Drewnowski A., Rehm C. D., Martin A. *et al.*, « Energy and nutrient density of foods in relation to their carbon footprint », *Am. J. Clin. Nutr.*, 2015, 101, p. 184-191.
3. Masset G., Vieux F., Verger E. O. *et al.*, « Reducing energy intake and energy density for a sustainable diet : A study based on self-selected diets in French adults », *Am. J. Clin. Nutr.*, 2014, 99, p. 1460-1469.
4. Macdiarmid J. I., Kyle J., Horgan G. W. *et al.*, « Sustainable diets for the future : Can we contribute to reducing greenhouse gas emissions by eating a healthy diet ? », *Am. J. Clin. Nutr.*, 2012, 96, p. 632-639.

5. Soret S., Mejia A., Batech M. *et al.,* « Climate change mitigation and health effects of varied dietary patterns in real-life settings throughout North America », *Am. J. Clin. Nutr.*, 2014, 100 (suppl.), p. 490S-495S.
6. Blonk H., Kool A., Luske B., de Waart S., « Environmental effects of protein-rich food products in the Netherlands. Consequences of animal protein substitutes », www.blonkconsultants.nl.
7. Eshel G., Shepon A., Shaket T. *et al.,* « A model for "sustainable" US beef production », *Nature Ecology and Evolution*, 2018, 2, p. 81-85, https://www.nature.com/articles/s41559-017-0390-5.
8. Ruini L. F., Ciati R., Pratesi C. A. *et al.*, « Working toward healthy and sustainable diets : The double pyramid model developed by the Barilla Center for food and nutrition to raise awareness about environmental and nutritional impact of foods », *Frontiers in Nutrition*, 2015, 2, p. 9.
9. Tessari P., Lante A., Mosca G., « Essential amino acids : Master regulators of nutrition and environmental footprint ? », *Nature Scientific Reports*, 2016, 6, article 26074.
10. Soret S., Mejia A., Batech M. *et al.*, « Climate change mitigation and health effects of varied dietary patterns in real-life settings throughout North America », art. cit.
11. Scarborough P., Appleby P. N., Mizdrak A. *et al.*, « Dietary greenhouse gas emissions of meat-eaters, fish-eaters, vegetarians and vegans in the UK », *Climatic Change*, 2014, 125, p. 179-192.
12. FAO, *Livestock Solutions for Climate Change*, 2017, http://www.fao.org/3/a-i8098e.pdf.
13. FAO, *Lutter contre le changement climatique grâce à l'élevage*, 2014, http://www.fao.org/3/a-i3437f.pdf.
14. https://www.lemonde.fr/planete/video/2018/07/02/en-nouvelle-zelande-on-eleve-des-moutons-qui-ont-moins-de-flatulences_5324449_3244.html.
15. FAO, *La situation mondiale des pêches et de l'aquaculture*, 2016, http://www.fao.org/3/a-i5555f.pdf
16. Sondak C. F. A., Ang P. O. Jr, Beardall J. *et al.*, « Carbon dioxide mitigation potential of seaweeds aquaculture beds », *J. Appl. Phycol.*, 2017, 29, p. 2363-2367.
17. *Le Monde,* 7 mai 2018.
18. https://blogs.mediapart.fr/baobab3/blog/240517/pourquoi-la-mode-fait-partie-des-pires-pollueurs-au-monde.
19. *Le Monde,* 22 septembre 2018.
20. http://www.fao.org/food-loss-and-food-waste/fr/.
21. http://www.fao.org/save-food/fr/.
22. Muller A., Schader C., El-Hage Scialabba N. *et al.*, « Strategies for feeding the world more sustainably with organic agriculture », *Nature Communication*, 2017, 8, p. 1290.

23. « Freiner la croissance de la population est une nécessité absolue », *Le Monde*, 9 octobre 2018.
24. Védrine H., *Comptes à rebours*, Paris, Fayard, 2018.

TROISIÈME PARTIE

L'omnivore confronté à la souffrance des animaux

CHAPITRE 8

La terrible réalité de l'élevage industriel

1. « Tout savoir sur l'abattage rituel », Alim'agri, 20 août 2018, http://agriculture.gouv.fr/tout-savoir-sur-labattage-rituel.
2. Finger S., « L'abattage rituel point de crispation », *Libération*, 3 avril 2017, http://www.liberation.fr/politiques/2017/04/03/l-abattage-rituel-point-de-crispation_1560308.
3. Ricard M., *Plaidoyer pour les animaux*, Paris, Allary Éditions, 2014. Caron A., *No steak*, Paris, Librairie Arthème Fayard, 2013.
4. OCDE/FAO, « Viande, situation du marché », *in Perspectives agricoles de l'OCDE et de la FAO. 2017-2026*, 2017, www.fao.org/3/a-BT089f.pdf.
5. FAO, « La situation mondiale des pêches et de l'aquaculture », art. cit.

CHAPITRE 9

L'attitude pragmatique

1. *Douleurs animales. Les identifier, les comprendre, les limiter chez les animaux d'élevage*, rapport de l'INRA, 2009, http://inra.dam.front.pad.brainsonic.com/ressources/afile/234206-321e7-resource-expertise-douleurs-animales-synthese.html.
2. Anses, saisine n° 2016-SA-0288. « Bien-être animal : contexte, définition et évaluation », https://www.Anses.fr/fr/system/files/SABA2016SA0288.pdf.
3. http://agriculture.gouv.fr/bien-etre-animal-renforcement-du-plan-daction-prioritaire.
4. Barrau A., Schweitzer L., *L'animal est-il un homme comme les autres ?*, Paris, Dunod, 2018.

QUATRIÈME PARTIE

Le futur

1. Morris D., *Le Singe nu*, Paris, Grasset, 1968.

CHAPITRE 10

Les insectes : avenir de l'homme ?

1. Barennes H., Phimmasane M., Rajaonarivo C., « Insect consumption to address undernutrition, a national survey on the prevalence of insect consumption among adults and vendors in Laos », *PLoS ONE*, 2015, 10, e0136458.
2. Mmari M. W., Kinyuru J. N., Laswai H. S., Okoth J. K., « Traditions, beliefs and indigenous technologies in connection with the edible longhorn grasshopper Ruspolia differens (Serville 1838) in Tanzania », *J. Ethnobiol. Ethnomed.*, 2017, 13, p. 60.
3. Sun-Waterhouse D., Waterhouse G. I. N., You L. *et al.*, « Transforming insect biomass into consumer wellness foods : A review », *Food Research International*, 2016, 89, p. 129-151.
4. Zielinska E., Baraniak B., Karas M., « Antioxidant and anti-inflammatory activities of hydrolysates and peptide fractions obtained by enzymatic hydrolysis of selected heat-treated edible insects », *Nutrients*, 2017, 9, p. 970.
5. Adámková A., Mlček J., Kouřimská L. *et al.*, « Nutritional potential of selected insect species reared on the island of Sumatra », *Int. J. Environ. Res. Public Health.*, 2017, 14, p. ii.
6. Payne C. L., Scarborough P., Rayner M., Nonaka K., « Are edible insects more or less "healthy" than commonly consumed meats ? A comparison using two nutrient profiling models developed to combat over- and undernutrition », *Eur. J. Clin. Nutr.*, 2016, 70, p. 285-291.
7. Churchward-Venne T. A., Pinckaers P. J. M., Van Loon J. J. A., Van Loon L. J. C., « Consideration of insects as a source of dietary protein for human consumption », *Nutr. Rev.*, 2017, 75, p. 1035-1045.
8. Caparros Megido R., Desmedt S., Blecker C. *et al.*, « Microbiological load of edible insects found in Belgium », *Insects*, 2017, 8, pii.
9. Osimani A., Cardinali F., Aquilanti L. *et al.*, « Occurrence of transferable antibiotic resistances in commercialized ready-to-eat mealworms (Tenebrio molitor L.) », *Int. J. Food Microbiol.*, 2017, 263, p. 38-46.

10. Ribeiro J. C., Cunha L. M., Sousa-Pinto B., Fonseca J., « Allergic risks of consuming edible insects : A systematic review », *Mol. Nutr. Food. Res.,* 2018, 62, doi:10.1002/mnfr.201700030.
11. Park Y. S., Choi Y. S., Hwang K. E. *et al.,* « Physicochemical properties of meat batter added with edible silkworm pupae (Bombyx mori) and transglutaminase », *Korean J. Food Sci. Anim. Resour.,* 2017, 37, p. 351-359.

Remerciements

À Caroline Rolland, mon éditrice, pour la relecture du manuscrit et ses précieux conseils.

À Franck Daval (BU Santé Besançon) pour son aide à la documentation.

Table

DU MÊME AUTEUR
CHEZ ODILE JACOB

Les Recettes scientifiques de la longévité heureuse, 2015.

La Vérité sur le sucre et les édulcorants, 2013.

La brioche tue plus que le cholestérol. Combattre l'inflammation, 2012.

Cet ouvrage a été composé
en ITC Galliard et en Whitney
par Nord Compo
à Villeneuve-d'Ascq (Nord).

Achevé d'imprimer sur Roto-Page
par l'Imprimerie Floch à Mayenne
en janvier 2019

N° d'édition : 7381-4717-X – N° d'impression : 93835
Dépôt légal : février 2019

Imprimé en France